U0232068

健康管理质量研究
——以苏州市为例

主　编　孙康云
副主编　王　允　徐　勇

吉林大学出版社
·长春·

图书在版编目（CIP）数据

健康管理质量研究：以苏州市为例 / 孙康云主编.—长春：

吉林大学出版社，2021.11

ISBN 978-7-5692-9611-2

Ⅰ.①健… Ⅱ.①孙… Ⅲ.①保健—研究 Ⅳ.

①R161

中国版本图书馆 CIP 数据核字（2021）第 251982 号

书　　名　健康管理质量研究——以苏州市为例
　　　　　JIANKANG GUANLI ZHILIANG YANJIU——YI SUZHOU SHI WEI LI
作　　者　孙康云　主编
策划编辑　李潇潇
责任编辑　李婷婷
责任校对　李潇潇
装帧设计　中联华文
出版发行　吉林大学出版社
社　　址　长春市人民大街 4059 号
邮政编码　130021
发行电话　0431-89580028/29/21
网　　址　http：//www.jlup.com.cn
电子邮箱　jdcbs@jlu.edu.cn
印　　刷　三河市华东印刷有限公司
开　　本　787mm×1092mm　1/16
印　　张　14
字　　数　230 千字
版　　次　2022 年 1 月第 1 版
印　　次　2022 年 1 月第 1 次
书　　号　ISBN 978-7-5692-9611-2
定　　价　68.00 元

版权所有　翻印必究

编委会

主　编　孙康云

副主编　徐　勇　王　允

编　委　张志芳　陈　彬　王菊花　周　红　钱志远
　　　　许　津　李炯艳　徐雪花　李佳钰　孙康云
　　　　王　允　徐　勇

前　言

全面的健康管理是预防和减少慢性病的重要手段。因此，提高健康管理水平对于有效预防慢性病具有重要意义。而健康管理能否健康地发展，取决于健康管理的质量，健康管理的质量又直接影响健康管理的效果。健康管理包括三个关键环节：健康监测、健康评估、健康干预，这三个关键环节的工作质量决定了健康管理的质量。本书研究健康管理中健康监测、健康评估、健康干预的质量状况，分析其中的质量问题对于全面提高健康管理质量具有重要意义。

本次编委会通过对苏州市135家健康管理（体检）机构进行问卷调查，全面了解了苏州市健康管理的质量状况，希望通过此次调查全面了解健康管理（体检）机构质量状况，分析存在的问题并提出对策措施，为今后苏州市健康管理的发展奠定重要基础。

感谢苏州市各健康体检中心在问卷调查、资料收集和本书撰写过程中给予的大力支持和帮助！

《苏州健康管理质量研究》编委会

2021-6-26

目 录
CONTENTS

引　言

　　本书通过对苏州市四个县级市和六个区共计135家健康管理（体检）机构的问卷调查，全面了解了苏州市健康管理的质量状况，为今后健康管理的发展奠定了重要基础。

一、基本概况

　　本次调查中，苏州市各类健康管理（体检）机构共135家，其中三甲健康管理（体检）机构10家，占比为7.4%；公办健康管理（体检）机构23家，占比为17.0%；民营健康管理（体检）机构53家，占比为39.3%；社区卫生服务中心49家，占比为36.3%。

　　本次调查中，苏州市135家健康管理（体检）机构体检总人数为5 195 017人，职业体检总人数为1 680 132人，健康体检总人数为2 521 714人。健康管理体检中，男性体检总人数为2 028 839人，女性体检总人数为1 621 154人。健康体检人群中，小于30岁的有1 017 899人，31~60岁的有1 520 726人，大于60岁的有697 868人。

　　本次调查中，苏州市135家健康管理（体检）机构2020年体检总收入21.2亿元。其中：10家三甲健康管理（体检）机构健康体检的平均收入为5 386万元，23家公办健康管理（体检）机构健康体检的平均收入为1 056万元，53家民营健康管理（体检）机构健康体检的平均收入为2 238万元，49家社区卫生服务中心健康体检的平均收入为321万元。

　　本次调查中，苏州市10家三甲健康管理（体检）机构体检中男性前三位的健康问题为幽门螺杆菌阳性（检出率39.5%）、超重（检出率35.7%）和高血脂（检出率35.7%）；女性前三位的健康问题为高血脂（检出率23.9%）、乳腺增生/结节（检出率23.2%）和甲状腺结节（检出率22.4%）。本次调查中，苏州市23家公办医院健康体检中男性前三位的健康问题为超重（检出率42.3%）、血脂异常（检出率27.5%）和脂肪肝（检出率26.2%）；女性前三位的健康问题为骨质疏松（检出率43.5%）、乳腺增生／结节（检出率30.0%）和CT异常（检出率25.0%）。

二、苏州市体检质量管理状况

体检质量自评表包含结构质量、过程质量和结果质量三部分内容，从自评表得分情况来看，135家健康管理（体检）机构结构质量平均得分为107.7±31.6分，过程质量平均得分为123.9±28.5分，结果质量平均得分为76.0±22.1分。其中，10家三甲健康管理（体检）机构体检质量自评表的结构质量平均得分为131.3±9.6分，过程质量平均得分为138.1±10.4分，结果质量平均得分为91.7±6.8分，三项得分在各类健康管理（体检）机构中均为最高；23家公办健康管理（体检）机构体检质量自评表的结构质量平均得分为101.9±28.9分，过程质量平均得分为118.5±24.6分，结果质量平均得分为67.1±22.8分；53家民营健康管理（体检）机构体检质量自评表的结构质量平均得分为121.1±21.0分，过程质量平均得分为131.8±25.8分，结果质量平均得分为86.3±14.7分；49家社区卫生服务中心体检质量自评表的结构质量平均得分为91.1±35.6分，过程质量平均得分为115.0±31.9分，结果质量平均得分为65.7±23.3分，三项得分在各类健康管理（体检）机构中均为最低。这反映了苏州市三甲健康管理（体检）机构的体检质量管理水平最高，社区卫生服务中心体检质量管理水平最差。

三、苏州市健康管理（体检）机构体检质量管理存在的问题

根据我们对苏州市135家健康管理（体检）机构的实际问卷调查和文献资料分析，目前健康管理（体检）机构健康管理质量存在的问题具体表现如下：（1）健康体检质量控制体系不完善；（2）健康体检质量意识不强；（3）缺少个体化的体检套餐；（4）对体检结果的解读不够，体检后的健康管理服务没有跟进；（5）健康管理（体检）机构硬件环境及体检设备水平参差不齐；（6）参检医务人员素质、资质及专业水平存在差异；（7）体检流程设置缺乏科学合理性、规范性；（8）对一些简单的检查项目，不规范、

不认真；（9）针对团体健康受检者的组织管理存在问题；（10）一些基层医院健康体检档案管理质量水平低，档案利用率低；（11）受检者信息登记细节不完善；（12）健康体检宣传工作力度不足，受检者重视度不足；（13）对特殊人员的体检筛查不足；（14）健康体检报告质量问题突出；（15）一些体检项目和仪器设备缺少专业认证，测量结果不准确，可能造成误导；（16）对于健康管理学科建设不够重视，缺少规划，基础和内涵建设也很薄弱。

四、苏州健康管理（体检）机构质量管理发展建议

1. 进一步完善健康管理服务标准化体系建设

针对健康管理服务重点环节，例如健康体检、健康咨询、健康促进、疾病预防、慢病管理、就医服务、康复护理等，需要建立一套更加完善的健康管理服务的标准化体系，针对健康管理的三大环节开展标准化研究，建立健康信息收集标准、健康体检操作标准、体检报告标准、健康风险评估标准、体检后健康管理追踪服务标准，形成一系列地方健康管理标准，规范健康管理服务，推动苏州健康管理质量全面提高。

2. 全面提高健康管理的质量意识

政府部门和健康管理质量控制管理机构应当进一步加强对全市各种类型健康管理（体检）机构的领导，加强对健康管理（体检）机构员工开展质量意识的培训，建立严格的健康管理质量奖惩机制，培育一批健康管理质量示范机构，全面提高苏州市健康管理（体检）机构的质量意识。

3. 建立严格的健康体检质量内部控制体系

建立严格的健康体检质量内部控制体系，定期检查反馈，落实并整改检查问题，从而建立发现问题、整改问题、检查落实情况的良性管控系统，保证以体检质量为重点，强化质量控制环节，降低出错率，达到便于操作和持续改进的目的。

4. 加强区域性健康体检质量控制组织建设，建立健康体检质量外部监督体系

苏州应该结合该地健康管理（体检）机构的特点，积极学习先进省市

的经验，在现有健康体检质量控制组织的基础上，尽快开展工作，规范健康体检市场。通过区域性健康体检质量控制组织的定期质量检查，确保全市健康管理（体检）机构健康管理质量的不断改进。

5. 引进先进管理理论，强化健康管理质量

健康管理质量的持续改进是保障健康管理工作顺利开展、促使服务质量达标的关键。健康管理质量是指受检者在实际健康管理工作中所获得的健康管理技术及生活服务效果，直接影响着受检者的生命健康、疾病早期预防的服务质量及医院健康管理（体检）机构的形象。因此，在医院健康管理质量持续改进的工作中，创建优质健康管理服务，提高健康管理的科学性，确保健康管理的人性化，成为当前健康管理工作者重点研究的课题。

6. 建设一支高质量的健康体检与健康管理的人才队伍

建设一支高质量的健康体检与健康管理的人才队伍，这是健康管理质量的重要保证。苏州应当整合各个健康管理（体检）机构的优势资源，邀请优秀健康管理（体检）机构的管理者、医务工作者分享他们的质量控制经验，定期举办健康体检质量控制培训班，为基层各健康管理（体检）机构沟通交流提供良好平台，共同促进苏州健康管理质量水平的全面提升。

7. 加强健康管理（体检）机构的健康管理学科建设

健康管理中心应当加强健康管理的学科建设，建立多个健康管理研究团队，夯实健康管理服务模式，完善健康管理服务流程，增强科技支撑，促进监测评价和研发创新，推动相关科研成果转化和适宜技术应用，致力于健康管理前沿的科学研究，加强与高校的合作，不断提升学科引领力，更好地促进区域健康管理行业的发展。

8. 进一步完善有利于健康管理质量提高的环境政策

苏州需要制定健康管理地方政策，进一步建立和完善苏州健康管理政策和具体措施，大力支持健康管理的发展。

虽然这次调查的结果整体比较粗糙，但作为苏州市首次开展的针对健康管理（体检）机构的调查，对进一步做好医疗机构健康管理的质量控制，奠定了重要基础，无疑具有重要意义。

第一章　绪论

健康管理最先由美国提出，其核心概念是"managed care"，主要内容是医疗保险机构通过对其医疗保险客户（包括疾病患者或高危人群）开展系统的健康管理，达到有效预防和控制疾病的发生与发展，显著降低出险概率和实际医疗费用支出，从而达到减少医疗保险赔付损失的目的。

随着医疗保险和健康管理服务的不断发展，健康管理逐步发展成为专门的系统方案和营运业务，开始出现区别于医院等传统医疗机构的专业健康管理公司，且作为第三方服务机构与医疗保险机构或直接面向个体需求，提供系统专业的健康管理服务。

第一节　健康管理的概念

健康管理是以"现代健康"概念（生理、心理和社会适应能力）和新的医学模式（生理—心理—社会）以及中医"治未病"理念为指导，通过采用现代医学和现代管理学的理论、技术、方法和手段，对个体和人群健康状况及其受到的影响健康的危险因素进行全面检测、评估、有效干预与连续跟踪服务的医学行为及过程。在当前，具体实际的健康管理是指基于健康体检结果，建立专属健康档案，给出健康状况评估，并针对存在的健康问题和健康危险因素，提出具有针对性的个性化健康管理方案（处方），然后由专业人士提供一对一咨询指导和跟踪辅导服务，使客户从社会、心理、环境、营养、运动等多个角度得到全面的健康维护和保障服务，以实现最小投入获取最大健康效益为目的。

健康管理，是以预防和控制疾病的发生与发展，降低医疗费用，提高生命质量为目的。其针对个体及群体进行健康教育，重点是提高健康自我管理的意识和水平；对于与生活方式相关的健康危险因素，则通过健康信息采集、健康检测、健康评估、制定个性化健康管理方案、健康干预等手段持续加以改善。

健康管理是对个人或人群的健康危险因素进行全面管理的过程。其宗旨是调动个人、集体和社会的积极性，有效地利用有限的资源来收获最大的健康。健康风险评估是通过健康危险预测模型，评估个人健康状况，它是健康管理过程中关键的专业技术部分，通过所收集的大量个人健康信息，分析建立生活方式、环境、遗传等危险因素与健康状态之间的量化关系，预测个人在一定时间内发生某种特定疾病或因为某种特定疾病死亡的可能性，并据此按人群的需求提供有针对性的控制与干预，以帮助政府、企业、保险公司和个人，用最小的成本收获最大的健康。

疾病，特别是慢性非传染性疾病的发生、发展过程及其危险因素具有可干预性，这是健康管理的科学基础。每个人慢性病的发病过程都会是从健康到患病的发展过程。一般来说，是从健康到低危险状态，再到高危险状态，然后发生早期病变，出现临床症状，最后形成疾病。这个过程可能很长，往往需要几年到十几年，甚至几十年的时间，而且和人们的遗传、社会、自然环境、医疗条件以及个人的生活方式等因素都有高度的相关性，这些因素相互作用，并且具有叠加性。健康管理通过系统检测和评估可能发生疾病的危险因素，帮助人们在疾病形成之前进行有针对性的预防性干预。这种干预可以成功地阻断、延缓，甚至逆转许多慢性疾病的发生和发展进程，实现维护健康和预防疾病的目的。

在经济发达国家，健康管理计划已经成为卫生保健和健康医疗体系中非常重要的一部分，并已证明能有效地降低个人的患病风险，同时减少医疗开支。美国的健康管理经验证明，通过有效的主动预防与干预，健康管理服务的参加者按照医嘱定期服药的概率提高了50%，其医生能开出更为有效的药物与治疗方法的概率提高了60%，从而使健康管理服务的参加者的综合风险降低了50%。

健康管理不仅是一套方法，更是一套完善、周密的程序。通过健康管理能达到以下目的：一学，学会一套自我管理和日常保健的方法；二改，改变不合理的饮食习惯和不良的生活方式；三减，减少用药量、住院费、医疗费；四降，降血脂、降血糖、降血压、降体重，即降低慢性病风险因素。

具体而言，健康管理可以通过了解每个人的生理年龄、心理年龄和健康年龄判断患病风险。由医生向个人提供健康生活处方及健康管理行动计划，长期（终生）跟踪个人的健康，最大限度减少重大疾病的发生。同时，及时指导就医，降低个人医疗花费，提高个人的保健预防效率，最终达到提高个人生命质量的目的。

第二节 健康管理的特点

健康管理是以控制健康危险因素为核心，包括可变危险因素和不可变危险因素。前者为通过自我行为改变的可控因素，如不合理饮食、缺乏运动、吸烟酗酒等不良生活方式引起的高血压、高血糖、高血脂等异常指标因素。后者为不受个人控制因素，如年龄、性别、家族史等因素。

健康管理体现一、二、三级预防并举。一级预防，即无病预防，又称病因预防，是在疾病（或伤害）尚未发生时针对病因或危险因素采取措施，降低有害暴露的水平，增强个体对抗有害暴露的能力，预防疾病（或伤害）的发生或至少推迟疾病的发生。二级预防，即疾病早发现早治疗，又称为临床前期预防（或症候前期），即在疾病的临床前期做好早期发现、早期诊断、早期治疗的"三早"预防措施。这一级的预防是通过早期发现，早期诊断而进行适当的治疗，来防止疾病临床前期或临床初期的变化，能使疾病在早期就被发现和治疗，避免或减少并发症、后遗症和残疾的发生。三级预防，即治病防残，又称临床预防。三级预防可以防止伤残和促进功能恢复，提高生存质量，延长寿命，降低病死率。

健康管理的服务过程为环形运转循环。健康管理的实施包括三个关键环节，具体为健康监测、健康评估和健康干预。健康监测是收集健康管理对象个人的健康信息，这是持续实施健康管理的前提和基础；健康评估是预测各种疾病发生的危险性，这是实施健康管理的科学依据；健康干预是帮助健康管理对象采取行动控制健康危险因素，这是实施健康管理的最终目标。健康管理的整个服务过程，通过这三个环节不断循环运行管理，以减少或降低健康危险因素的数量和级别，保持人群处于患病的低风险水平状态。

第三节　健康管理的意义

国内外大量预防医学和流行病学研究结果表明，在早期预防保健上花1元钱，就可以节省8~10元的药费，还能相应节省约100元的抢救费、误工损失费、陪护费等。随着人们健康意识的提高，健康管理将在降低疾病风险、降低医疗费用、提高个体生活质量方面发挥积极作用，是一项蓬勃发展的朝阳产业。

2021年，国家发展和改革委员会同教育部、卫生健康委员会等20个部门共同研究起草了《国家基本公共服务标准（2021年版）》（以下简称《标准》），慢性病患者健康管理服务项目等被纳入其中。《标准》明确了现阶段国家提供基本公共服务项目的基础标准，涵盖幼有所育、学有所教、劳有所得、病有所医、老有所养、住有所居、弱有所扶"七有"，以及优军服务保障、文化服务保障"两个保障"，共9个方面、22大类、80个服务项目。每个项目均明确了服务对象、服务内容、服务标准、支出责任和牵头负责单位。对于慢性病患者健康管理服务项目被纳入《标准》，国家卫生健康委员会基层司负责人高光明表示，随着我国社会经济水平的不断提高，特别是人口老龄化不断获得进展，城乡居民的主要疾病谱也在发生着一些比较明显的变化。据统计，在过去十多年，城乡居民死亡的主要原因当中排名前三名的是三类疾病：第一类是心脏病，第二类是恶性肿瘤，第三类是脑血管疾病。在具体的高血压、2型糖尿病的公卫项目当中，明确35岁以上常住居民中高血压和2型糖尿病慢性病患者的健康管理服务是由医疗服务体系免费提供，由财政出资，患者可就近到辖区的社区卫生服务机构或乡镇卫生院、村卫生室获得相应的免费健康服务。具体的服务内容主要是针对其中的高危人群进行免费的高血压检测、免费的空腹血糖检测，对确诊的相关高血压、2型糖尿病患者每年提供4次免费随访。对确诊的高血压和2型糖尿病患者进行针对性健康教育，引导患者保证健康膳食和行为。同时，医务人员在对确诊的高血压、2型糖尿病患者随访后，要根据制定的规范，采取分类干预的措施，每年还要对纳入管理范围的患者进行一次较全面的健康检查。2020年6月1日起实施的《中华人民共和国基本医疗卫生与健康促进法》明确规定，基本公共卫生服务由国家免费提供，从而将慢性病健康管理这个基本公共卫生服务项目纳入了法治化的轨道。这对于健康管理事业发展起到积极促进的作用。

第四节　苏州市健康管理状况

　　苏州市是我国社会经济发展比较发达的地区，居民健康水平已经达到比较高的程度，2019年医疗卫生服务全面升级，年末全市拥有各类医疗卫生机构3 720家，其中包括医院221家，卫生院94家，社区卫生服务中心（站）540家，新建、改扩建基层医疗卫生机构20家等。拥有卫生机构床位数7.17万张，其中包括医院病床6.06万张、卫生院0.86万张等；拥有卫生技术人员9.1万人，其中包括执业医师和执业助理医师3.55万人、注册护士4.04万人等。引进高水平临床医学专家团队12个，年末达65个。全年医疗机构共完成诊疗服务1.02亿人次。2019年，苏州户籍人口人均期望寿命为83.82岁，其中男性81.61岁、女性86.03岁。2019年较2018年（83.54岁）增长0.28岁。2019年，苏州市监测的健康素养水平为31.84%（标化），监测结果发现：高年龄组居民健康素养水平低于低年龄组居民，农民健康素养水平最低；文化程度越高、收入越高的居民健康素养水平越高；体重正常、平均睡眠时间为7~8小时、进行体育锻炼和经常参加体育锻炼的居民健康素养在所在组中均为最高；一年内没有遭遇过伤害、没有慢性病的居民健康素养水平高；健康状况自评好、心理健康状况自评好、参加体检的居民健康素养水平高。但从慢性病患病情况看，还存在一些问题。

一、肿瘤

　　2019年，全市所有各级医疗机构报告24 859例肿瘤，肿瘤报告发病率为348.62/10万，标化发病率为224.24/10万，35~64岁的截缩发病率为275.63/10万，0~64岁发生恶性肿瘤的累积率为10.36%，0~74岁发生恶性肿瘤的累积率为19.39%。男性发病率383.71/10万，女性发病率315.07/10万，前三位恶性肿瘤及其占比分别是肺癌占19.76%、结直肠肛门癌占12.28%、胃癌占11.93%。全市居民2019年因恶性肿瘤死亡14 712例，恶性肿瘤死亡率为206.32/10万，标化死亡率为111.68/10万，35~64岁的截缩死亡率为82.82/10万，0~64岁死于恶性肿瘤的累积率为3.24%，0~74岁死于恶性肿瘤的累积率为8.77%。前三位分别是肺癌、胃癌、结直肠肛门癌，其中肺癌占25.45%、胃癌占14.87%、结直肠肛门癌占10.23%。2019年，苏州市男性恶性肿瘤发病率为383.71/10万，标化发病率为235.59/10万。男性最常见的恶性肿瘤是肺癌，发病率高达88.42/10万，其次分别是胃癌、结直肠肛门癌、前列腺癌和肝癌。女性恶性肿瘤发病率为315.07/10万，标化发病率为215.82/10万。女性最常见的恶性肿瘤是肺癌，发病率为50.19/10万，其次分别是乳腺癌、甲状腺癌、结直肠肛门癌和胃癌。不同年龄阶段恶性肿瘤发病率不同，0~39岁恶性肿瘤发病率较低，40岁以后开始快速升高，80岁时达到高峰，之后有所下降。分性别比较可见，20~59岁的女性恶性肿瘤发病率高于男性，而从60岁开始男性恶性肿瘤发病率快速上升，显著高于女性。主要原因在于不同时间段男性女性所患癌症种类不同，女性主要发病癌症种类是乳腺癌、甲状腺癌，高发年龄群为中青年人群；而男性主要癌症种类是肺癌、胃癌、结直肠肛门癌，高发年龄群为老年人。男性恶性肿瘤死亡率为267.37/10万，标化死亡率为151.24/10万，其中肺癌是死亡率最高的恶性肿瘤，死亡率高达77.63/10万，其次分别是胃癌、肝癌、结直肠肛门癌和食管癌。女性恶性肿瘤死亡率为147.96/10万，标化死亡率为76.88/10万，死亡率最高的是肺癌，为28.50/10万，其次分别是结直肠肛门癌、胃癌、肝癌和胰腺癌。不同年龄阶段恶性肿瘤的死亡率水平不同，0~50岁恶性肿瘤死亡率较低，50岁以后开始快速升高，80~85岁时全人群、男性和女性均达到高峰，85岁以后有所下降。

二、脑卒中

2019年，苏州市脑卒中报告43 127例，报告发病率为604.80/10万。从脑卒中发病类型来看，脑梗死占比最大，占所有脑卒中的87.10%，发病率为526.80/10万；其次是脑出血，占9.28%，发病率为56.14/10万。比较来看，男性脑出血发病率高于女性。

2019年，苏州市脑卒中死亡人数4 862人，死亡率为68.18/10万，标化死亡率为30.66/10万。男性、女性居民脑卒中死亡率分别为66.61/10万、69.69/10万，男性粗死亡率低于女性；标化后男性死亡率为35.63/10万，略高于女性的26.09/10万。

从脑卒中死亡的不同类型来看，脑梗死占比最大，占所有脑卒中的47.74%，脑梗死死亡率和标化死亡率分别为32.55/10万和13.85/10万；其次是脑出血，占31.02%，死亡率为21.15/10万，标化死亡率为10.62/10万。分性别比较来看，男性脑出血死亡率及标化死亡率高于女性，女性脑梗死粗死亡率高于男性，标化死亡率低于男性。

分年龄组比较发现，40岁以前脑卒中发病率较低，65岁以后快速上升；60岁以前脑卒中死亡率较低，随着年龄增加，脑卒中死亡率也快速增加，到85岁以上，死亡率为1 571.55/10万。

分类型看，脑梗死发病率在65岁以后骤然增高，而脑出血则增长平缓；70岁以前脑出血死亡率高于脑梗死，但70岁以后脑梗死死亡率高于脑出血。

三、心脏病

2019年，苏州市居民死于心脏病5 470人，患心脏病位于第三死亡原因顺位，死亡率为76.71/10万，标化死亡率为33.20/10万。男性心脏病粗死亡率为75.07/10万，标化死亡率为40.02/10万；女性心脏病粗死亡率为78.27/10万，标化死亡率为26.97/10万。

在心脏病的种类中，冠心病（ICD编码为I20–I25）死亡率最高，为33.99/10万，标化死亡率为15.31/10万；其次为高血压性心脏病，死亡率为31.26/10万，标化死亡率为12.12/10万；死亡率最低的是慢性风湿性心脏病，死亡率为1.15/10万，标化死亡率为0.54/10万。

分年龄组比较，60岁以前心脏病死亡率很低，60岁以后死亡率直线上升，到85岁以上心脏病死亡率最高，高达2172.93/10万。

缺血性心脏病亦称为冠状动脉粥样硬化性心脏病，该病是冠状动脉循环发生功能性或器质性病变，导致冠状动脉血流和心肌需求之间的不平衡，发生心肌缺血性损害。根据世界卫生组织（WHO）临床分型标准，缺血性心脏病可分为心绞痛、心肌梗死和猝死。

2019年，苏州市居民缺血性心脏病发病率为248.53/10万，死亡率为36.34/10万，在缺血性心脏病发病率、死亡率方面男性均高于女性。

四、糖尿病

2019年，苏州市报告糖尿病35 949例，糖尿病报告发病率为504.14/10万，标化发病率为383.21/10万，男性报告发病率为497.13/10万、女性报告病发率为510.84/10万，男性低于女性。2019年，苏州市居民糖尿病死亡1 474人，死亡率为20.67/10万，标化死亡率为10.10/10万。男性糖尿病死亡率低于女性，去除年龄差异后，男性糖尿病标化死亡率高于女性。分年龄组来看，糖尿病发病率在25~29岁组和75~79岁组有两个高峰，死亡率从55岁开始显著增加，随年龄段的增加呈持续性上升趋势。

全面的健康管理是预防和减少慢性病的重要手段。因此，提高健康管理水平对于有效预防慢性病具有重要意义。而健康管理能否健康地发展，取决于健康管理的质量，而健康管理的质量直接影响健康管理的效果。健康管理包括三个关键环节（健康监测、健康评估、健康干预），这三个关键环节的工作质量如何，决定了健康管理的质量。研究健康管理中健康监测、健康评估、健康干预的质量状况，分析其中的质量问题对于全面提高健康管理质量具有重要意义。

本书通过对苏州市135家健康管理（体检）机构的问卷调查，特别是针对苏州市各级健康管理（体检）机构开展健康管理质量问卷调查，希望全面了解健康管理（体检）机构质量状况，分析存在的问题并提出对策措施，为今后苏州市健康管理的发展奠定重要基础。

第二章　苏州市健康管理（体检）机构概况

苏州市健康管理（体检）机构主要指各级医院内开展健康体检的机构、单独的健康管理（体检）机构以及社区卫生服务中心。

第一节　机构情况

本书对苏州市135家健康管理（体检）机构进行了问卷调查，调查结果如下。

本次调查中，苏州市各类健康管理（体检）机构共135家，其中三甲健康管理（体检）机构10家，占比为7.4%；公办健康管理（体检）机构23家，占比为17.0%；民营健康管理（体检）机构53家，占比为39.3%；社区卫生服务中心49家，占比为36.3%（见表2-1和图2-1）。

表2-1　2020年苏州市各类健康管理（体检）机构的数量

健康管理（体检）机构	数量
三甲	10
公办	23
民营	53
社区卫生服务中心	49
合计	135

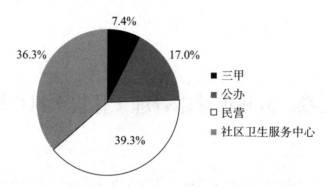

图 2-1　2020 年苏州市各类健康管理（体检）机构的构成比

　　本次调查中，苏州市135家健康管理（体检）机构平均专职人员数为36.7人。10家三甲健康管理（体检）机构专职人员平均为35人，23家公办健康管理（体检）机构专职人员平均为15.6人，53家民营健康管理（体检）机构专职人员平均为37.4人，49家社区卫生服务中心专职人员平均为46.2人（见表2-2和图2-2）。

表 2-2　2020 年苏州市各类健康管理（体检）机构专职人员的数量

健康管理（体检）机构	机构数量（家）	专职人员数量（人）
三甲	10	350
公办	23	358
民营	53	1983
社区卫生服务中心	49	2265

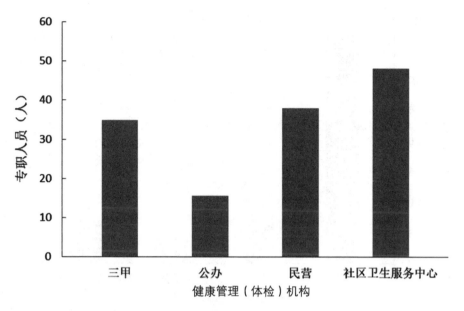

图 2-2　2020 年苏州市各类健康管理（体检）机构专职人员平均数量

本次调查中，苏州市 135 家健康管理（体检）机构研究生学历人数平均为 0.9 人。10 家三甲健康管理（体检）机构研究生学历人数平均为 3.8 人，23 家公办健康管理（体检）机构研究生学历人数平均为 1.4 人，53 家民营健康管理（体检）机构研究生学历人数平均为 0.4 人，49 家社区卫生服务中心研究生学历人数平均为 0.7 人（见表 2-3 和图 2-3）。

表 2-3　2020 年苏州市各类健康管理（体检）机构研究生学历人数

健康管理（体检）机构	机构数量（家）	研究生数量（人）
三甲	10	38
公办	23	33
民营	53	21
社区卫生服务中心	49	34

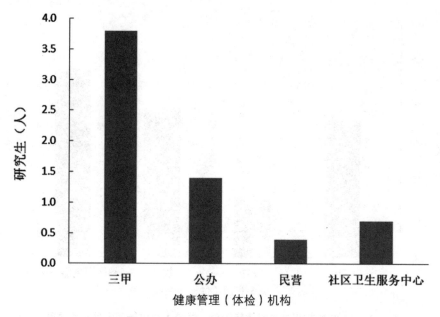

图2-3　2020年苏州市各类健康管理（体检）机构研究生学历平均人数

本次调查中，苏州市135家健康管理（体检）机构发表论文数量平均为1.3篇。10家三甲健康管理（体检）机构平均发表论文1.4篇，23家公办健康管理（体检）机构平均发表论文2.3篇，53家民营健康管理（体检）机构平均发表论文0.3篇，49家社区卫生服务中心平均发表论文1.9篇（见表2-4和图2-4）。

表2-4　2020年苏州市各类健康管理（体检）机构发表论文数量

健康管理（体检）机构	机构数量（家）	论文数量（篇）
三甲	10	14
公办	23	54
民营	53	14
社区卫生服务中心	49	93

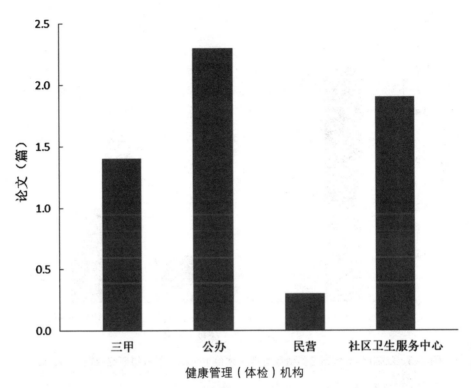

图 2-4　2020 年苏州市各类健康管理（体检）机构发表论文平均数量

本次调查中，苏州市 135 家健康管理（体检）机构开展各级研究课题数量平均为 0.2 项。10 家三甲健康管理（体检）机构开展各级研究课题数量平均为 0.5 项，53 家民营健康管理（体检）机构开展各级研究课题数量平均为 0.1 项，49 家社区卫生服务中心开展各级研究课题数量平均为 0.2 项（见表 2-5 和图 2-5）。

表 2-5　2020 年苏州市各类健康管理（体检）机构开展各级研究课题数量

健康管理（体检）机构	机构数量（家）	课题数量（项）
三甲	10	5
公办	23	0
民营	53	5
社区卫生服务中心	49	10

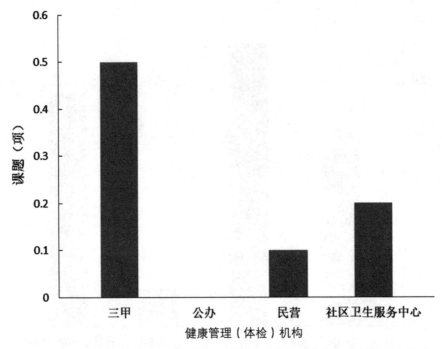

图 2-5　2020 年苏州市各类健康管理（体检）机构开展各级研究课题平均数量

　　本次调查中，苏州市 135 家健康管理（体检）机构引进新技术或发明新技术数量平均为 0.3 项。23 家公办健康管理（体检）机构引进新技术或发明新技术数量平均为 0.1 项，53 家民营健康管理（体检）机构引进新技术或发明新技术数量平均为 0.3 项，49 家社区卫生服务中心引进新技术或发明新技术数量平均为 0.5 项（见表 2-6 和图 2-6）。

表 2-6　2020 年苏州市各类健康管理（体检）机构引进／发明新技术数量

健康管理（体检）机构	机构数量（家）	新技术数量（项）
三甲	10	0
公办	23	2
民营	53	15
社区卫生服务中心	49	23

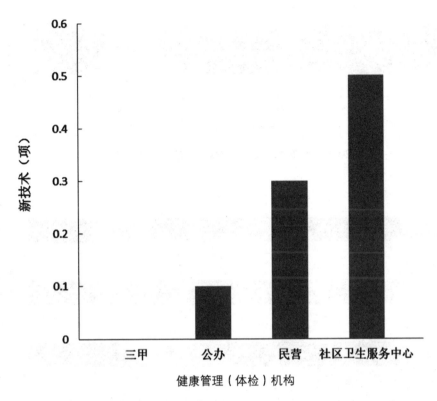

图 2-6　2020 年苏州市各类健康管理（体检）机构引进/发明新技术平均数量

第二节　健康管理工作开展情况

健康管理工作主要包括健康信息收集、健康体检、风险评估以及健康管理干预几项工作。

本次调查中，苏州市 135 家健康管理（体检）机构中有 52 家经常使用健康问卷，33 家部分使用，30 家很少使用，20 家没有使用，社区卫生服务中心经常使用健康问卷的比例最高，为 47.9%（见图 2-7、图 2-8 和表 2-7）。

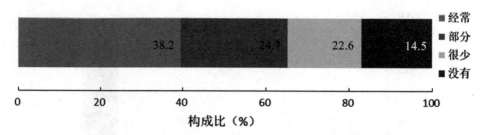

图 2-7　2020 年苏州市 135 家健康管理（体检）机构健康问卷使用情况

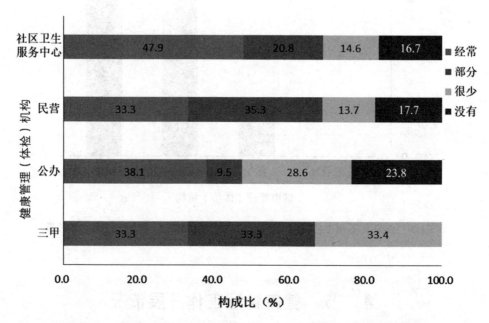

图 2-8　2020 年苏州市各类健康管理（体检）机构健康问卷使用情况

表 2-7　2020 年苏州市各类健康管理（体检）机构健康问卷使用情况

健康管理（体检）机构	使用情况（%）			
	经常	部分	很少	没有
三甲	33.3	33.3	33.4	0.0
公办	38.1	9.5	28.6	23.8
民营	33.3	35.3	13.7	17.7
社区卫生服务中心	47.9	20.8	14.6	16.7

本次调查中，苏州市135家健康管理（体检）机构中有33家经常使用健康风险评估技术，32家部分使用，45家很少使用，25家没有使用，公办健康管理（体检）机构经常使用健康风险评估技术的比例最高，为33.3%（见图2-9、图2-10和表2-8）。

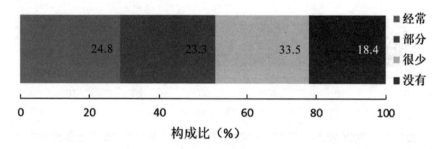

图2-9　2020年苏州市135家健康管理（体检）机构健康风险评估技术使用情况

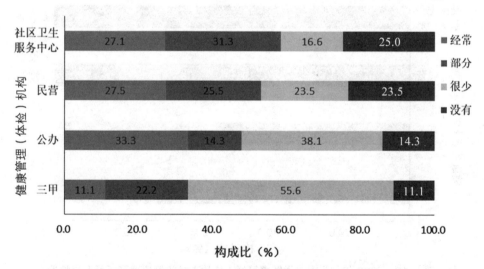

图2-10　2020年苏州市各类健康管理（体检）机构健康风险评估技术使用情况

表2-8　2020年苏州市各类健康管理（体检）机构健康风险评估技术使用情况

健康管理（体检）机构	使用情况（%）			
	经常	部分	很少	没有
三甲	11.1	22.2	55.6	11.1
公办	33.3	14.3	38.1	14.3
民营	27.5	25.5	23.5	23.5
社区卫生服务中心	27.1	31.3	16.6	25.0

　　本次调查中，苏州市135家健康管理（体检）机构中有21家全部开展健康追踪干预，73家部分开展，28家很少开展，13家没有开展，三甲健康管理（体检）机构全部开展健康追踪干预的比例最高，为22.2%（如图2-11、图2-12和表2-9）。

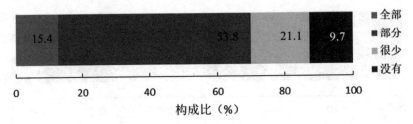

图2-11　2020年苏州市135家健康管理（体检）机构健康追踪干预开展情况

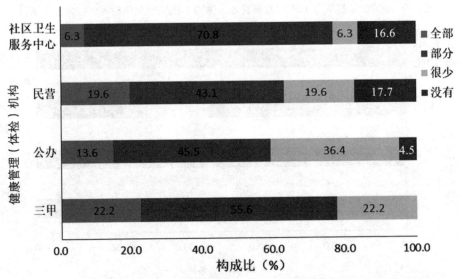

图2-12　2020年苏州市各类健康管理（体检）机构健康追踪干预开展情况

表2-9　2020年苏州市各类健康管理（体检）机构健康追踪干预开展情况

健康管理（体检）机构	开展情况（%）			
	全部	部分	很少	没有
三甲	22.2	55.6	22.2	0.0
公办	13.6	45.5	36.4	4.5
民营	19.6	43.1	19.6	17.6
社区卫生服务中心	6.3	70.8	6.3	16.7

　　本次调查中，苏州市135家健康管理（体检）机构收入为21.2亿元，10家三甲健康管理（体检）机构健康体检的收入平均为5 386万元，23家公办健康管理（体检）机构健康体检的收入平均为1 056万元，53家民营健康管理（体检）机构健康体检的收入平均为2 238万元，49家社区卫生服务中心健康体检的平均收入为321万元（见表2-10和图2-13）。

表2-10　2020年苏州市各类健康管理（体检）机构健康体检收入情况

健康管理（体检）机构	机构数量（家）	收入（万元）
三甲	10	53 860
公办	23	24 281
民营	53	118 600
社区卫生服务中心	49	15 706

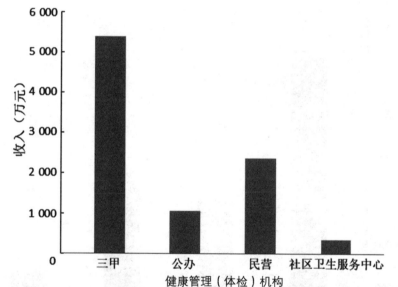

图2-13　2020年苏州市各类健康管理（体检）机构健康体检平均收入情况

　　本次调查中，苏州市135家健康管理（体检）机构体检总人数为5 195 017人，职业体检总人数为1 680 132人，健康体检总人数为2 521 714人。健康管理体检中，男性体检总人数为2 028 839人，女性体检总人数为1 621 154人。健康体检人群中，小于30岁的有1 017 899人，31~60

岁的有1 520 726人，大于60岁的有697 868人（见表2-11至表2-15，图2-14至图2-18）。

表2-11　2020年苏州市各类健康管理（体检）机构体检平均人数情况

健康管理（体检）机构	机构数量（家）	体检人数（人）
三甲	10	74 394
公办	23	39 656
民营	53	46 265
社区卫生服务中心	49	23 608

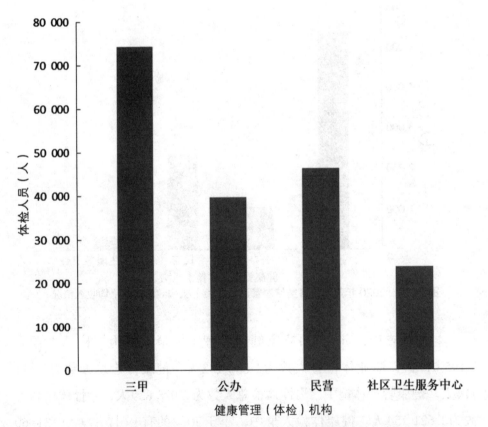

图2-14　2020年苏州市各类健康管理（体检）机构体检平均人数情况

表 2-12 2020 年苏州市各类健康管理（体检）机构职业体检平均人数情况

健康管理（体检）机构	机构数量（家）	职业体检人数（人）
三甲	10	13 385
公办	23	11 680
民营	53	20 518
社区卫生服务中心	49	7 909

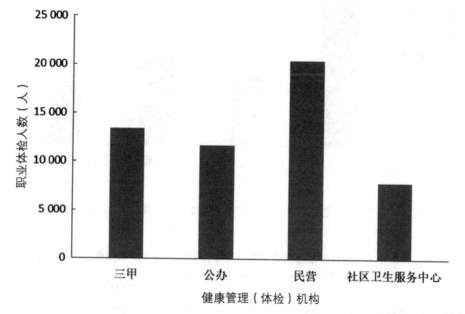

图 2-15 2020 年苏州市各类健康管理（体检）机构职业体检平均人数情况

表 2-13 2020 年苏州市各类健康管理（体检）机构健康体检平均人数情况

健康管理（体检）机构	机构数量（家）	健康体检人数（人）
三甲	10	58 571
公办	23	15 682
民营	53	20 040
社区卫生服务中心	49	13 567

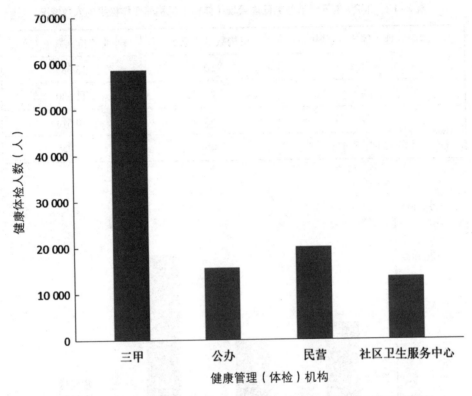

图 2-16　2020 年苏州市各类健康管理（体检）机构健康体检平均人数情况

表 2-14　2020 年苏州市各类健康管理（体检）机构不同性别健康体检平均人数

健康管理（体检）机构	机构数量（家）	性别	
		男（人）	女（人）
三甲	10	31 782	28 129
公办	23	10 206	9 832
民营	53	21 396	14 919
社区卫生服务中心	49	9 083	8 244

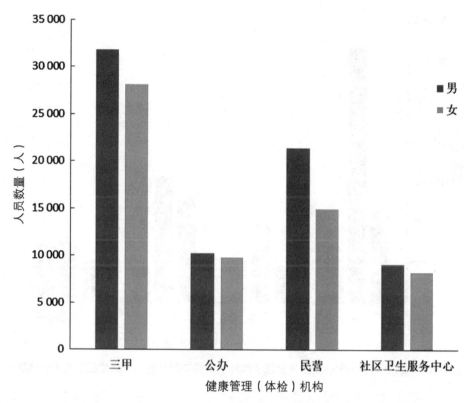

图 2-17 2020 年苏州市各类健康管理（体检）机构不同性别健康体检平均人数情况

表 2-15 2020 年苏州市各类健康管理（体检）机构不同年龄段健康体检平均人数

健康管理（体检）机构	机构数量（家）	年龄段		
		≤ 30 岁（人）	31~60 岁（人）	> 60 岁（人）
三甲	10	11 412	31 413	6 966
公办	23	4 602	9 861	5 264
民营	53	13 167	15 500	4 599
社区卫生服务中心	49	5 255	7 753	7 059

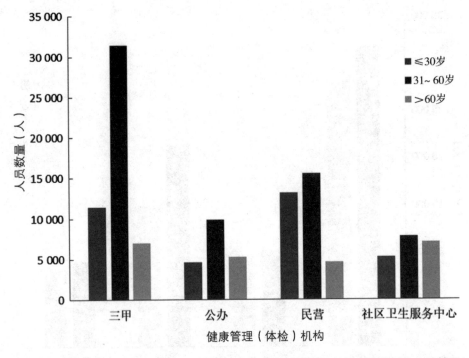

图 2-18　2020 年苏州市各类健康管理（体检）机构不同年龄段健康体检平均人数情况

第三节　苏州市体检人群健康状况

苏州市体检人群健康状况是指各级医院健康管理（体检）机构、单独健康管理（体检）机构以及社区卫生服务中心在人群体检过程中发现的各种健康问题。但由于诊断标准不同、各种健康问题的名称也不统一，本调查仅把各体检表中的体检结果做一罗列。

一、三甲健康管理（体检）机构体检结果

本次调查中，苏州市 10 家三甲健康管理（体检）机构健康体检中排在前三位的男性健康问题为幽门螺杆菌阳性（39.5%）、超重（35.7%）和高血脂（35.7%），见表 2-16。

表 2-16　2020 年苏州市 10 家三甲健康管理（体检）机构健康体检中男性
健康问题检出情况

健康问题	体检人数（人）	检出人数（人）	检出率（%）
幽门螺杆菌阳性	10 841	4 282	39.5
超重	166 009	59 210	35.7
高血脂	203 632	72 713	35.7
脂肪肝	194 551	62 853	32.3
高尿酸	162 533	40 861	25.1
甲状腺结节	156 726	32 239	20.6
高血压	214 054	43 607	20.4
肺结节	87 318	17 669	20.2
前列腺增生	26 025	3 796	14.6
白内障	44 219	5 648	12.8
肾囊肿	16 633	1 763	10.6
高血糖	66 625	4 662	7.0

　　本次调查中，苏州市 10 家三甲健康管理（体检）机构健康体检中排在前三位的女性健康问题为高血脂（23.9%）、乳腺增生 / 结节（23.2%）和甲状腺结节（22.4%），见表 2-17。

表 2-17　2020 年苏州市 10 家三甲健康管理（体检）机构健康体检中女性
健康问题检出情况

健康问题	体检人数（人）	检出人数（人）	检出率（%）
高血脂	177 608	42 404	23.9
乳腺增生 / 结节	177 608	42 404	23.2
甲状腺结节	165 020	36 980	22.4
宫颈炎	32 558	6 126	18.8
超重	107 525	19 364	18.0
幽门螺杆菌阳性	47 629	8 071	16.9

续表

健康问题	体检人数（人）	检出人数（人）	检出率（%）
肺结节	77 056	12 280	15.9
脂肪肝	96 059	11 408	11.9
尿酸偏高	22 500	2 625	11.7
肝囊肿	27 295	3 169	11.6
高血压	90 795	10 503	11.6
白内障	41 795	4 744	11.4
子宫肌瘤	88 446	10 025	11.3
阴道炎	22 571	1 869	8.3
高血糖	18 000	760	2.0

二、公办健康管理（体检）机构体检结果

本次调查中，苏州市23家公办健康管理（体检）机构体检中排在前三位的男性健康问题为超重（42.3%）、血脂异常（27.5%）和脂肪肝（26.2%），见表2-18。

表2-18 2020年苏州市23家公办健康管理（体检）机构中男性健康问题检出情况

健康问题	体检人数（人）	检出人数（人）	检出率（%）
超重	25 270	10 692	42.3
血脂异常	178 739	49 226	27.5
脂肪肝	144 265	37 740	26.2
心电图异常	20 295	5 734	23.6
高尿酸	68 058	15 968	23.5
高血压	61 900	13 657	22.1
肺结节	103 965	22 037	21.2
尿隐血阳性	18 913	3 945	20.9
前列腺异常	46 235	8 921	19.3

续表

健康问题	体检人数（人）	检出人数（人）	检出率（%）
谷氨酰转移酶升高	22 781	4 116	18.1
肾囊肿	9 601	1 440	16.2
高血糖	70 848	10 205	14.4
胆红素偏高	8 908	1 202	13.5
甲状腺异常	38 093	5 099	13.4
丙氢酸转氨酶升高	13 180	1 567	11.2
晶体密度增高	8 908	824	9.2
白内障	8 908	756	8.5

本次调查中，苏州市23家公办健康管理（体检）机构体检中排在前三位的女性健康问题为骨质疏松（43.5%）、乳腺增生/结节（30.0%）和CT异常（25.0%），见表2-19。

表2-19 2020年苏州市23家公办健康管理（体检）机构中女性健康问题检出情况

健康问题	体检人数（人）	检出人数（人）	检出率（%）
骨质疏松	10 346	4 503	43.5
乳腺增生/结节	62 690	18 786	30.0
计算机断层扫描（简称CT）异常	13 374	4 595	25.0
尿常规异常	62 713	15 373	24.5
血脂异常	187 046	36 550	19.5
超重	23 364	4 474	19.1
白带异常	18 376	3 124	17.0
脂肪肝	70 120	11 409	16.3
肺结节	60 683	9 670	15.9
血常规异常	14 385	2 206	15.3
高血糖	87 753	13 242	15.1

续表

健康问题	体检人数（人）	检出人数（人）	检出率（%）
高血压	60 430	9 107	15.1
胆红素偏高	6 975	964	13.8
甲状腺异常	50 253	6 134	12.2
心电图异常	32 369	3 811	11.8
子宫肌瘤	1 177	128	10.9
晶体密度增高	6 975	642	9.2
白内障	6 975	622	8.9
肝囊肿	13 377	1 113	8.3
人乳头瘤病毒（缩写为HPV）检测高危阳性	3 439	253	7.4
胆囊息肉	4 458	49	1.1

三、民营健康管理（体检）机构体检结果

本次调查中，苏州市53家民营健康管理（体检）机构体检中排在前三位的男性健康问题为肾结石（47.2%）、超重（40.9%）和脂肪肝（33.9%），见表2-20。

表2-20　2020年苏州市53家民营健康管理（体检）机构中男性健康问题检出情况

健康问题	体检人数（人）	检出人数（人）	检出率（%）
肾结石	69 508	32 789	47.2
超重	11 4732	46 948	40.9
脂肪肝	453 196	153 721	33.9
甲状腺结节	169 823	54 963	32.4
高尿酸	44 796	14 313	32.0
前列腺异常	183 384	52 886	28.8
血脂异常	361 379	100 529	27.8

健康问题	体检人数（人）	检出人数（人）	检出率（%）
心电图异常	27 787	7 680	27.6
高血压	390 146	84 681	21.7
幽门螺杆菌阳性	68 216	8 892	13.0
肺结节	254 337	28 047	11.0
糖尿病	9 848	999	10.1
谷丙、谷草异常	19 986	1 961	9.8
高血糖	249 589	23 481	9.4
胆囊结石、息肉	18 714	93	0.5

本次调查中，苏州市53家民营健康管理（体检）机构中排在前三位的女性健康问题为肾结石（65.0%）、高血压（33.5%）和幽门螺杆菌阳性（29.4%），见表2-21。

表2-21　2020年苏州市53家民营健康管理（体检）机构中女性健康问题检出情况

健康问题	体检人数（人）	检出人数（人）	检出率（%）
肾结石	30 991	20 144	65.0
高血压	99 498	33 368	33.5
幽门螺杆菌阳性	10 898	3 200	29.4
甲状腺结节	255 172	73 349	28.7
乳腺增生 / 结节	186 411	52 572	28.2
脂肪肝	105 361	28 540	27.1
阴道炎	11 045	2 786	25.2
子宫及附件病	166 676	40 716	24.4
高血脂	270 261	64 480	23.9
超重	96 078	21 384	22.3
宫颈糜烂	3 283	697	21.2
肺结节	96 849	19 106	19.7

续表

健康问题	体检人数（人）	检出人数（人）	检出率（%）
尿路感染	17 066	2 978	17.4
高尿酸血症	2 419	282	11.6
高血糖	170 467	16 491	9.7
宫颈上皮良性反应性细胞改变	3 675	321	8.7
白带清洁度Ⅲ度	3 675	275	7.5
谷丙、谷草增高	10 662	604	5.7
糖尿病	6 835	343	5.0
心动过速、过缓	10 662	55	0.5
胆囊结石	12 162	62	0.5

四、社区卫生服务中心体检结果

本次调查中，苏州市49家社区卫生服务中心体检中排在前三位的男性健康问题为白内障（32.3%）、超重（27.6%）和高血压（26.2%），见表2-22。

表2-22　2020年苏州市49家社区卫生服务中心中男性健康问题检出情况

健康问题	体检人数（人）	检出人数（人）	检出率（%）
白内障	12 849	4 156	32.3
超重	11 450	3 155	27.6
高血压	182 127	47 658	26.2
尿潜血阳性	10 689	2 618	24.5
晶体密度增加	6 687	998	14.9
尿酸偏高	28 158	4 143	14.7
肝囊肿	30 424	4 486	14.7
脂肪肝	331 610	46 974	14.2
肾囊肿	18 966	2 650	14.0

健康问题	体检人数（人）	检出人数（人）	检出率（%）
幽门螺杆菌阳性	21 043	2 920	13.9
高血糖	206 751	27 991	13.5
高血脂	204 122	26 068	12.8
糖尿病	14 984	1 449	9.7
胆囊结石、胆囊炎	14 114	1 239	8.8
胆结石	43 486	3 178	7.3
肝功能异常	144 954	8 626	6.0
胆囊息肉	96 562	3 884	4.0
心率异常	27 539	1 078	3.9
前列腺增大	31 886	1 218	3.8
肺结节	156 072	5 126	3.3

本次调查中，苏州市49家社区卫生服务中心体检中排在前三位的女性健康问题为乳腺增生（49.0%）、白内障（44.7%）和高血压（25.4%），见表2-23。

表2-23 2020年苏州市49家社区卫生服务中心中女性健康问题检出情况

健康问题	体检人数（人）	检出人数（人）	检出率（%）
乳腺增生	33 848	16 602	49.0
白内障	21 607	9 660	44.7
高血压	166 426	42 232	25.4
高尿酸	26 058	5 423	20.8
高血脂	168 440	33 278	19.8
甲状腺异常	31 767	6 192	19.5
脂肪肝	185 917	30 662	16.5
高血糖	173 932	26 343	15.1
肝功能异常	13 564	1 753	12.9

续表

健康问题	体检人数（人）	检出人数（人）	检出率（%）
肝囊肿	12 043	1 480	12.3
宫颈囊肿	14 435	1 657	11.5
子宫肌瘤	7 561	750	9.9
糖尿病	20 885	1 477	7.1
肾囊肿	26 721	1 785	6.7
胆囊息肉	47 548	2 275	4.8
肺结节	33 465	1 572	4.7
血红蛋白偏低	53 719	2 319	4.3
心电图异常	36 827	504	1.4
胆结石	19 539	266	1.4

第三章 苏州市健康管理（体检）机构结构管理状况

第一节 概况

体检质量自评表包含结构质量、过程质量和结果质量三部分内容。从自评表得分情况来看，10家三甲健康管理（体检）机构体检质量管理水平最高，其中结构质量平均得分为131.3±9.6分、过程质量平均得分为138.1±10.4分、结果质量平均得分为91.7±6.8分。49家社区卫生服务中心体检质量管理水平最低，其中结构质量平均得分为91.1±35.6分、过程质量平均得分为115.0±31.9分、结果质量平均得分为65.7±23.3分（见表3-1和图3-1）。

表3-1　2020年苏州市135家健康管理（体检）机构体检质量自评表平均得分情况（$x \pm s$）

健康管理（体检）机构	体检质量自评表		
	结构质量	过程质量	结果质量
三甲	131.3 ± 9.6	138.1 ± 10.4	91.7 ± 6.8
公办	101.9 ± 28.9	118.5 ± 24.6	67.1 ± 22.8
民营	121.1 ± 21.0	131.8 ± 25.8	86.3 ± 14.7
社区卫生服务中心	91.1 ± 35.6	115.0 ± 31.9	65.7 ± 23.3

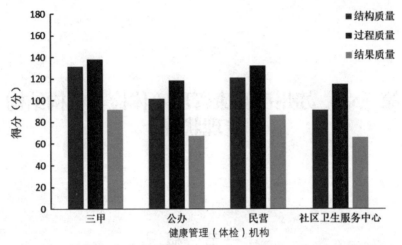

图 3–1 2020 年苏州市 135 家健康管理（体检）机构体检质量自评表平均得分的比较

结构质量包含资源配置、管理体系和服务体系三部分。三甲健康管理（体检）机构的结构质量自评表得分最高，其中资源配置平均得分为 56.0 ± 3.9 分、管理体系平均得分为 47.0 ± 5.0 分、服务体系平均得分为 19.4 ± 1.0 分（见表 3–2 和图 3–2）。

表 3–2 2020 年苏州市 135 家健康管理（体检）机构结构质量自评表平均得分情况（$x \pm s$）

健康管理（体检）机构	结构质量		
	资源配置	管理体系	服务体系
三甲	56.0 ± 3.9	47.0 ± 5.0	19.4 ± 1.0
公办	42.8 ± 13.2	35.9 ± 12.3	16.3 ± 4.0
民营	51.2 ± 9.8	43.7 ± 8.3	17.8 ± 2.9
社区卫生服务中心	38.4 ± 14.5	32.7 ± 13.8	13.4 ± 5.1

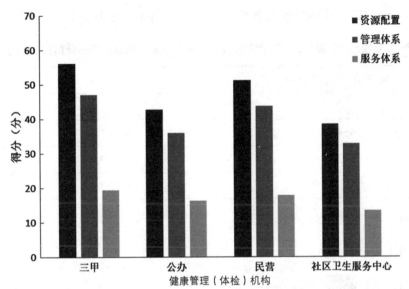

图 3-2 2020 年苏州市 135 家健康管理（体检）机构结构质量自评表平均得分的比较

第二节 资源配置质量

资源配置包括依法执业，场地设置，体检布局、流程，设备设施，人员资质和结构以及科室设置六个项目。

一、依法执业

基本要求：依法执业基本要求是具备执业资质。C 级要求：具有卫生行政部门颁发的"健康体检"执业许可证。B 级要求：符合 C 级要求，且健康体检中心是独立设置的医疗机构，不包括医疗机构内部的体检中心和体检科室。A 级要求：符合 B 级要求，且健康体检中心体系完善，不断改进并有成效。

从依法执业的得分情况来看，三甲健康管理（体检）机构得分最高，为 8.8 ± 1.7 分；社区卫生服务中心得分最低，为 5.2 ± 3.3 分（见表 3-3 和图 3-3）。从依法执业得分评级情况来看，三甲健康管理（体检）机构中 A 级所占比例高于其他类型的体检机构，为 60.0%；社区卫生服务中心中 C

级所占比例高于其他类型的体检机构，为71.4%（见表3-4）。

表 3-3　2020 年苏州市 135 家健康管理（体检）机构依法执业得分情况（$\bar{x} \pm s$）

健康管理（体检）机构	依法执业
三甲	8.8 ± 1.7
公办	6.0 ± 1.8
民营	7.5 ± 3.2
社区卫生服务中心	5.2 ± 3.3

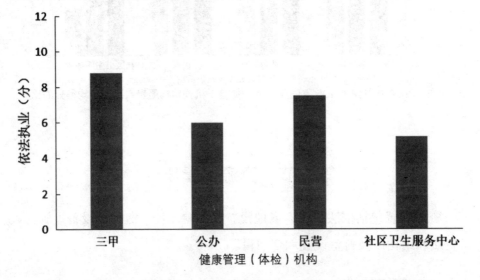

图 3-3　2020 年苏州市 135 家健康管理（体检）机构依法执业得分的比较

表 3-4　2020 年苏州市 135 家健康管理（体检）机构依法执业评级情况

健康管理（体检）机构	数量	各级别所占比例（%）		
		A	B	C
三甲	10	60.0	20.0	20.0
公办	23	21.7	13.0	65.3
民营	53	51.0	24.5	24.5
社区卫生服务中心	49	24.5	4.1	71.4

二、场地设置

基本要求：场地设置符合要求并与功能要求相符合，并做到医、检分离。C级要求：具有独立的健康体检场所及候检区域；场地建筑总面积不少于400平方米；每个检查室面积不少于6平方米；具备消防、安全、保卫、应急疏散等功能要求；医疗用房面积不少于总面积的75%。B级要求：符合C级要求，且整体建筑设施执行国家无障碍设计相关标准，运行良好；体检中心基础设施不断优化。A级要求：符合B级要求，且按性别分别设置物理检查室，持续改进并取得成效。

从场地设置的得分情况来看，三甲健康管理（体检）机构得分最高，为9.2±0.9分；社区卫生服务中心得分最低，为6.6±3.1分（见表3-5和图3-4）。从场地设置得分评级情况来看，三甲健康管理（体检）机构中A级所占比例高于其他类型的体检机构，为70.0%；社区卫生服务中心中C级所占比例高于其他类型的体检机构，为36.7%（见表3-6）。

表3-5　2020年苏州市135家健康管理（体检）机构场地设置得分情况（$x \pm s$）

健康管理（体检）机构	场地设置
三甲	9.2 ± 0.9
公办	7.8 ± 2.8
民营	9.1 ± 2.7
社区卫生服务中心	6.6 ± 3.1

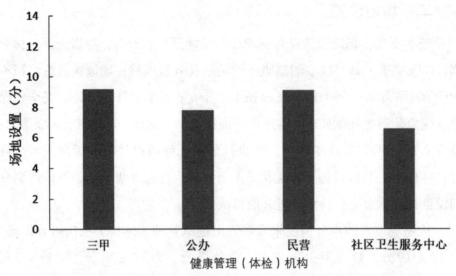

图 3-4　2020 年苏州市 135 家健康管理（体检）机构场地设置得分的比较

表 3-6　2020 年苏州市 135 家健康管理（体检）机构场地设置评级情况

健康管理（体检）机构	数量	各级别所占比例（%）		
		A	B	C
三甲	10	70.0	30.0	0
公办	23	60.9	8.7	30.4
民营	53	69.2	21.2	9.6
社区卫生服务中心	49	36.7	26.6	36.7

三、体检布局、流程

基本要求：体检布局、流程布局合理，环境符合各项要求。C 级要求：有体检中心布局图、体检流程图、健康宣教内容；有空气调节设备，保持适宜的温度和良好的通风；有医疗废物暂存处，实行医疗废物分类管理。B 级要求：符合 C 级要求，且布局合理、分区合理、标识清楚，方便受检者进行体检；体检环境符合环境卫生学要求；各物理检查科室及辅助仪器检查项目独立设置并有规范、清晰、醒目的标识导向；按感控要求，有专人负责，符合感控原则；职能部门对体检布局、环境状况进行检查与监管。A 级要求：符合 B 级要求，且体检中心环境不断优化，体现持续改进并有成效。

从体检布局、流程的得分情况来看，三甲健康管理（体检）机构得分最高，为 9.7 ± 0.9 分；社区卫生服务中心得分最低，为 6.8 ± 2.7 分（见表3-7和图3-5）。从体检布局、流程得分评级情况来看，三甲健康管理（体检）机构中 A 级所占比例高于其他类型的体检机构，为90.0%；社区卫生服务中心中 C 级所占比例高于其他类型的体检机构，为38.8%（见表3-8）。

表3-7 2020 年苏州市 135 家健康管理（体检）机构体检布局、流程得分情况（$\bar{x} \pm s$）

健康管理（体检）机构	体检布局、流程
三甲	9.7 ± 0.9
公办	8.1 ± 2.7
民营	9.2 ± 1.6
社区卫生服务中心	6.8 ± 2.7

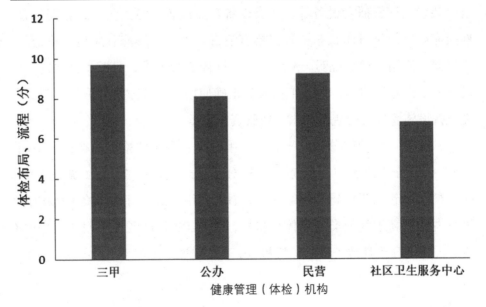

图3-5 2020 年苏州市 135 家健康管理（体检）机构体检布局、流程得分的比较

表 3-8 2020 年苏州市 135 家健康管理（体检）机构体检布局、流程评级情况

健康管理（体检）机构	数量	各级别所占比例（%）		
		A	B	C
三甲	10	90.0	10.0	0
公办	23	60.9	13.0	26.1
民营	53	77.3	17.0	5.7
社区卫生服务中心	49	32.6	28.6	38.8

四、设备设施

基本要求：各项设施配备符合体检中心的功能与任务要求。C 级要求：常规设备——具有与开展项目一致的设备设施；抢救设备——具备规范的抢救设备、药品，并处于完好备用状态；信息化设备——具备信息报送、传输和自动化办公功能的网络计算机等设备，配备有与功能相适应的信息管理系统。B 级要求：符合 C 级要求，且每 500 平方米或每一楼层设一辆抢救车（内含常规急救药品、静脉用液体、开口器、压舌板、拉舌钳、简易呼吸器、手电筒、血压计、听诊器及相应基础耗材等）、氧气枕、负压吸引装置、气管插管设备等；各类设备定点放置、专人负责、定期检查、性能完好，处于备用状态；各仪器有消毒、维护、维修、年检合格记录，各仪器有使用流程及说明。A 级要求：符合 B 级要求，且配备必要的安全设备和个人防护用品，保证工作人员正确使用，持续改进并取得成效，各类设备设施管理符合规范要求，监管资料完整。

从设备设施的得分情况来看，三甲健康管理（体检）机构得分最高，为 8.8 ± 1.5 分；社区卫生服务中心得分最低，为 6.8 ± 2.8 分（见表 3-9 和图 3-6）。从设备设施得分评级情况来看，三甲健康管理（体检）机构中 A 级所占比例高于其他类型的体检机构，为 70.0%；社区卫生服务中心中 C 级所占比例高于其他类型的体检机构，为 39.6%（见表 3-10）。

表 3-9　2020 年苏州市 135 家健康管理（体检）机构设备设施得分情况（$x \pm s$）

健康管理（体检）机构	设备设施
三甲	8.8 ± 1.5
公办	7.4 ± 2.9
民营	8.6 ± 2.0
社区卫生服务中心	6.8 ± 2.8

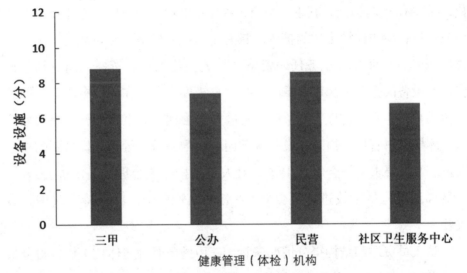

图 3-6　2020 年苏州市 135 家健康管理（体检）机构设备设施得分的比较

表 3-10　2020 年苏州市 135 家健康管理（体检）机构体检设备设施评级情况

健康管理（体检）机构	数量	各级别所占比例（%）		
		A	B	C
三甲	10	70.0	20.0	10.0
公办	23	47.8	21.7	30.5
民营	53	66.1	24.5	9.4
社区卫生服务中心	49	29.1	31.3	39.6

五、人员资质和结构

基本要求：人员配备符合要求并能满足体检中心功能任务需要。C 级要求：参与体检工作的医师应具有本地执业资格并按时注册，体检医师的工作内容应与执业范围一致；每个临床检查科室、医技检查科室至少有 1 名具有中级及以上专业技术职务任职资格的执业医师；至少有 2 名具有内、外科副高级及以上专业技术职务任职资格的执业医师担任主检医师，并通过市级以上卫生行政部门培训、考核合格；根据体检中心规模配置护士人数，至少有 10 名护士，其中至少有 5 名具有主管护师及以上专业技术职务任职资格；参与体检工作的护士应具有本地执业资格并按时注册；医技人员应当具有专业技术职务任职资格和相关岗位的任职资格，同时具备相应操作设备的上岗证。B 级要求：符合 C 级要求，且在体检中心工作的护士应当具备 3 年以上的工作经验；质量安全管理、健康管理、医院感染管理、体检资料管理、信息、设备等部门应当配备满足健康体检需要的相应人员。A 级要求：符合 B 级要求，且人员结构配置合理，工作落实到位；人员梯队结构持续改进，至少有 1~2 名健康管理师，体现持续改进并有成效。

从人员资质和结构得分情况来看，三甲健康管理（体检）机构得分最高，为 9.6±0.7 分；社区卫生服务中心得分最低，为 6.5±2.8 分（见表 3-11 和图 3-7）。从人员资质和结构得分评级情况来看，三甲健康管理（体检）机构中 A 级所占比例高于其他类型的体检机构，为 90.0%；社区卫生服务中心中 C 级所占比例高于其他类型的体检机构，为 44.9%（见表 3-12）。

表 3-11　2020 年苏州市 135 家健康管理（体检）机构人员资质和结构得分情况（$x \pm s$）

健康管理（体检）机构	人员资质和结构
三甲	9.6 ± 0.7
公办	7.1 ± 2.8
民营	8.3 ± 2.3
社区卫生服务中心	6.5 ± 2.8

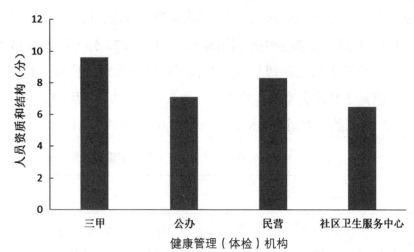

图 3-7 2020 年苏州市 135 家健康管理（体检）机构人员资质和结构得分的比较

表 3-12 2020 年苏州市 135 家健康管理（体检）机构人员资质和结构评级情况

健康管理（体检）机构	数量	各级别所占比例（%）		
		A	B	C
三甲	10	90.0	10.0	0
公办	23	39.1	34.8	26.1
民营	53	62.3	24.5	13.2
社区卫生服务中心	49	34.7	20.4	44.9

六、科室设置

基本要求：科室设置符合卫生计生行政部门设置批准。C 级要求：科室设置与体检中心的功能和任务相适应，至少具备内科、外科、妇科、眼科、口腔科、耳鼻咽喉科、超声科、放射科、心电图室及相关职能部门。B 级要求：符合 C 级要求，且科室配置满足专科设置和建设发展要求，设有健康管理、体检资料管理、质量与安全管理等部门。A 级要求：符合 B 级要求，且按要求完成定期校验并达到合格标准。

从科室设置得分情况来看，三甲健康管理（体检）机构得分最高，为8.9±1.4分；社区卫生服务中心得分最低，为6.4±2.8分（见表3-13和图3-8）。从科室设置得分评级情况来看，三甲健康管理（体检）机构中A级所占比例高于其他类型的体检机构，为70.0%；社区卫生服务中心中C级所占比例高于其他类型的体检机构，为53.0%（见表3-14）。

表3-13　2020年苏州市135家健康管理（体检）机构科室设置得分情况（$\bar{x} \pm s$）

健康管理（体检）机构	科室设置
三甲	8.9±1.4
公办	6.9±2.7
民营	8.5±2.2
社区卫生服务中心	6.4±2.8

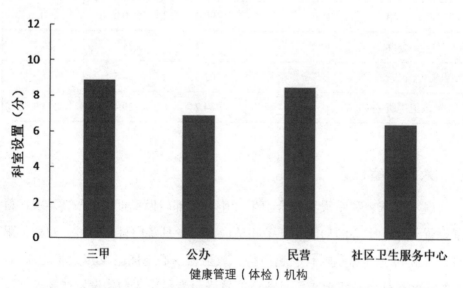

图3-8　2020年苏州市135家健康管理（体检）机构科室设置得分的比较

表 3-14 2020 年苏州市 135 家健康管理（体检）机构科室设置评级情况

健康管理（体检）机构	数量	各级别所占比例（%）		
		A	B	C
三甲	10	70.0	30.0	0
公办	23	30.4	30.4	39.2
民营	53	67.9	17.0	15.1
社区卫生服务中心	49	32.7	14.3	53.0

第三节　结构质量管理体系

结构质量管理体系包括管理组织、管理制度、运行管理、知情同意、感染控制和安全管理六个项目。

一、管理组织

基本要求：管理体系框架健全，职责、分工明确，质量目标不断完善。C 级要求：健康体检中心根据自身实际建立质量控制组织；有明确分工和职责，配备专、兼职质量控制人员；制定各项质量目标。B 级要求：符合 C 级要求，且体现院科二级质量控制网络；定期开展各项质量控制活动，并有记录、有分析、有跟踪、有评价。A 级要求：符合 B 级要求，且按要求持续进行质量改进并取得成效，全过程均有质量控制。

从管理组织得分情况来看，三甲健康管理（体检）机构得分最高，为 8.6±2.0 分；社区卫生服务中心得分最低，为 6.6±4.6 分（见表 3-15 和图 3-9）。从管理组织得分评级情况来看，三甲健康管理（体检）机构中 A 级所占比例高于其他类型的体检机构，为 60.0%；社区卫生服务中心中 C 级所占比例高于其他类型的体检机构，为 49.0%（见表 3-16）。

表 3-15 2020 年苏州市 135 家健康管理（体检）机构管理组织得分情况（$\bar{x} \pm s$）

健康管理（体检）机构	管理组织
三甲	8.6 ± 2.0
公办	7.0 ± 2.6
民营	8.5 ± 1.9
社区卫生服务中心	6.6 ± 4.6

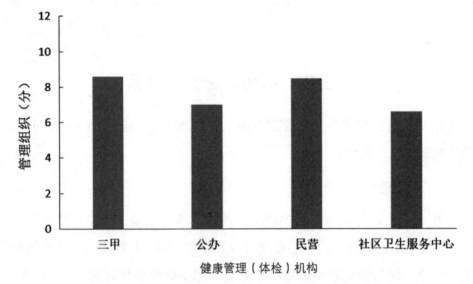

图 3-9 2020 年苏州市 135 家健康管理（体检）机构管理组织得分的比较

表 3-16 2020 年苏州市 135 家健康管理（体检）机构管理组织评级情况

健康管理（体检）机构	数量	各级别所占比例（%）		
		A	B	C
三甲	10	60.0	30.0	10.0
公办	23	30.4	34.8	34.8
民营	53	58.5	26.4	15.1
社区卫生服务中心	49	34.7	16.3	49.0

二、管理制度

基本要求：有各项制度、规范、职责、流程、预案，并能及时修订完善，员工熟悉并履行。C级要求：制定完整的健康体检中心的规章制度、岗位职责、各项诊疗规范、操作流程、风险预案；开展全员培训教育，提高员工执行规章制度及履行本岗位职责的自觉性；员工知晓本部门、本岗位规章制度、岗位职责、履行要求，知晓率≥80%。B级要求：符合C级要求，且员工知晓本部门、本岗位规章制度、岗位职责、履行要求，知晓率≥90%；规章制度、岗位职责定期修改及时更新；开展机构内部知识更新及相关制度培训并有考核、记录，≥2次/年；开展应急处理能力培训和演练并有记录，≥2次/年。A级要求：符合B级要求，且职能部门加强监管，对存在问题及时反馈，持续改进有成效。

从管理制度得分情况来看，三甲健康管理（体检）机构得分最高，为9.2±1.2分；社区卫生服务中心得分最低，为6.5±3.2分（见表3-17和图3-10）。从管理制度得分评级情况来看，三甲健康管理（体检）机构中A级所占比例高于其他类型的体检机构，为80.0%；社区卫生服务中心中C级所占比例高于其他类型的体检机构，为40.8%（见表3-18）。

表3-17 2020年苏州市135家健康管理（体检）机构管理制度得分情况（$x \pm s$）

健康管理（体检）机构	管理制度
三甲	9.2 ± 1.2
公办	7.5 ± 2.6
民营	8.7 ± 2.1
社区卫生服务中心	6.5 ± 3.2

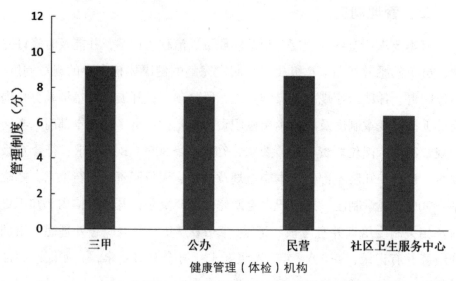

图 3-10　2020 年苏州市 135 家健康管理（体检）机构管理制度得分的比较

表 3-18　2020 年苏州市 135 家健康管理（体检）机构管理制度评级情况

健康管理（体检）机构	数量	各级别所占比例（%）		
		A	B	C
三甲	10	80.0	20.0	0
公办	23	39.2	30.4	30.4
民营	53	67.9	20.8	11.3
社区卫生服务中心	49	34.7	24.5	40.8

三、运行管理

基本要求：根据体检中心功能任务，制订计划，加强运行中的各项管理。C 级要求：制定科室工作年度、月度计划和目标；定期召开科会；定期开展质量控制自查与持续改进评价；有体检发现重要异常结果（包含危急值）报告登记本；使用投诉与建议记录本，能简要叙述或记录事件发生过程及处理过程。B 级要求：符合 C 级要求，且积极落实科室计划和目标，并有相应举措；科室会议≥1 次 / 季度，真实记录会议时间、地点、参加人员及内容；科内质量控制自查≥1 次 / 月，真实记录会议时间、地点、参加人员及内容；体检危急值报告有记录和反馈跟踪。A级要求：符合B级要求，且持续改进有成效，各类台账齐全、记录完整。

　　从运行管理得分情况来看，三甲健康管理（体检）机构得分最高，为9.7±0.7分；社区卫生服务中心得分最低，为5.9±3.2分（见表3-19和图3-11）。从运行管理得分评级情况来看，三甲健康管理（体检）机构中A级所占比例高于其他类型的体检机构，为90.0%；社区卫生服务中心中C级所占比例高于其他类型的体检机构，为53.1%（见表3-20）。

表3-19　2020年苏州市135家健康管理（体检）机构运行管理得分情况（$x\pm s$）

健康管理（体检）机构	运行管理
三甲	9.7±0.7
公办	7.0±2.8
民营	8.1±2.4
社区卫生服务中心	5.9±3.2

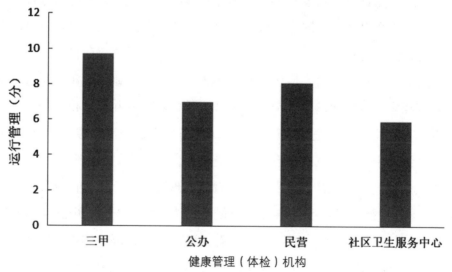

图3-11　2020年苏州市135家健康管理（体检）机构运行管理得分的比较

表 3-20　2020 年苏州市 135 家健康管理（体检）机构运行管理评级情况

健康管理（体检）机构	数量	各级别所占比例（%）		
		A	B	C
三甲	10	90.0	10.0	0
公办	23	39.1	26.1	34.8
民营	53	58.4	20.8	20.8
社区卫生服务中心	49	26.5	20.4	53.1

四、知情同意

基本要求：履行相关检查项目的告知。C 级要求：一般检查项目——体检相关科室应根据体检项目实际，确定检前告知内容，并以适当的方式明确告知受检者；乙肝检查项目——健康体检中不得主动推荐乙肝项目检测，对于受检者本人主动要求检测的，体检中心应与受检者签署知情同意书，并妥善保管，其检查结果应单独存封；侵入性检查项目——对于可能会造成受检者感到不适或有创检查项目应充分告知，必要时履行书面知情同意手续，如胃镜、肠镜等项目；异性检查项目——检查前应充分告知注意事项，并征得受检者同意方可进行操作，其中女性乳腺和阴式超声操作者若为异性，需有体检中心其他工作人员在场；自行放弃项目——受检者自行放弃基本检查项目，应由受检者本人签字，予以确认。B 级要求：符合 C 级要求，且切实落实各项告知内容；受检者理解并遵守相关告知，无投诉；有职能部门对医务人员履行告知义务进行检查和监督。A 级要求：符合 B 级要求，且持续改进有成效，受检者合法权益得到保障。

从知情同意得分情况来看，民营健康管理（体检）机构得分最高，为 9.0±1.8 分；社区卫生服务中心得分最低，为 6.7±2.8 分（见表 3-21 和图 3-12）。从知情同意得分评级情况来看，民营健康管理（体检）机构中 A 级所占比例高于其他类型的体检机构，为 75.5%；社区卫生服务中心中 C 级所占比例高于其他类型的体检机构，为 42.9%（见表 3-22）。

表 3-21　2020 年苏州市 135 家健康管理（体检）机构知情同意得分情况（$x \pm s$）

健康管理（体检）机构	知情同意
三甲	8.8 ± 1.3
公办	7.4 ± 2.7
民营	9.0 ± 1.8
社区卫生服务中心	6.7 ± 2.8

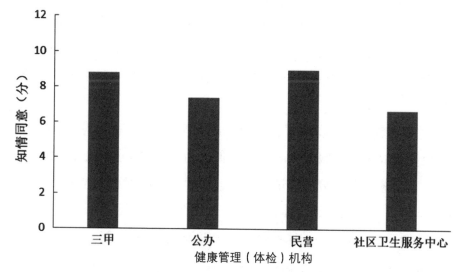

图 3-12　2020 年苏州市 135 家健康管理（体检）机构知情同意得分的比较

表 3-22　2020 年苏州市 135 家健康管理（体检）机构知情同意评级情况

健康管理（体检）机构	数量	各级别所占比例（%）		
		A	B	C
三甲	10	70.0	30.0	0
公办	23	43.5	30.4	26.1
民营	53	75.5	15.1	9.4
社区卫生服务中心	49	34.7	22.4	42.9

五、感染控制

基本要求：有相应的规章制度，将医院感染的预防与控制贯彻于所有体检服务中。C 级要求：执行手卫生制度，定期组织感染控制培训；空气消毒，空气培养物体表面消毒，垃圾转运有记录、签名；严格执行医疗器械、器具消毒技术规范；无菌物品放置和使用应符合无菌操作规程；一次性耗材、一次性医疗器械使用符合国家规定；生活垃圾、感染性垃圾、损伤性垃圾应分开放置，及时清理；传染病上报制度完善。B 级要求：符合 C 级要求，且科室对各项消毒隔离制度、流程、规范有检查、分析、改进；职能部门对体检中心的感染管理有检查、分析、反馈。A 级要求：符合 B 级要求，且持续改进并取得成效，无隔离制度执行不力导致的感染事件。

从感染控制得分情况来看，民营健康管理（体检）机构得分最高，为 9.1 ± 1.4 分；社区卫生服务中心得分最低，为 7.2 ± 2.8 分（见表 3-23 和图 3-13）。从感染控制得分评级情况来看，民营健康管理（体检）机构中 A 级所占比例高于其他类型的体检机构，为 76.9%；社区卫生服务中心中 C 级所占比例高于其他类型的体检机构，为 38.8%（见表 3-24）。

表 3-23　2020 年苏州市 135 家健康管理（体检）机构感染控制得分情况（$\bar{x} \pm s$）

健康管理（体检）机构	感染控制
三甲	8.9 ± 1.9
公办	7.5 ± 3.2
民营	9.1 ± 1.4
社区卫生服务中心	7.2 ± 2.8

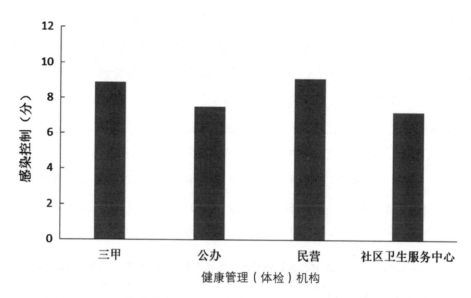

图 3-13　2020 年苏州市 135 家健康管理（体检）机构感染控制得分的比较

表 3-24　2020 年苏州市 135 家健康管理（体检）机构感染控制评级情况

健康管理（体检）机构	数量	各级别所占比例（%）		
		A	B	C
三甲	10	70.0	20.0	10.0
公办	23	56.5	8.7	34.8
民营	53	76.9	17.3	5.8
社区卫生服务中心	49	42.8	18.4	38.8

六、安全管理

基本要求：有相应的规章制度并落实；各抢救设备处于完好备用状态，设备有专人定期维护。C 级要求：有不良事件上报制度；各抢救设备性能完好；抢救车整洁、物品齐全、放置有序，未过期；抢救药品标识清楚、未过期、失效，有点班记录；有专人负责健康体检信息系统并定期维护；有信息安全制度，做好受检者信息资料备份保存及隐私保护；工作人员不得泄露健康体检信息作为他用。B 级要求：符合 C 级要求，且切实落实各项安全警示制度，有自查、分析、讨论、改进、跟踪评价；科室落实抢救设备的清点、维护，有记录、有改进；职能部门对体检中心的安全管理有检查、分析、改进。A级要求：符合B级要求，且持续改进并取得成效，无安全措施落实不力导致的不良事件。

从安全管理得分情况来看，三甲健康管理（体检）机构得分最高，为9.5±1.6分；社区卫生服务中心得分最低，为6.3±3.0分（见表3-25和图3-14）。从安全管理得分评级情况来看，三甲健康管理（体检）机构中A级所占比例高于其他类型的体检机构，为90.0%；社区卫生服务中心中C级所占比例高于其他类型的体检机构，为44.9%（见表3-26）。

表3-25　2020年苏州市135家健康管理（体检）机构安全管理得分情况（$\bar{x}\pm s$）

健康管理（体检）机构	安全管理
三甲	9.5 ± 1.6
公办	7.0 ± 3.1
民营	8.8 ± 2.1
社区卫生服务中心	6.3 ± 3.0

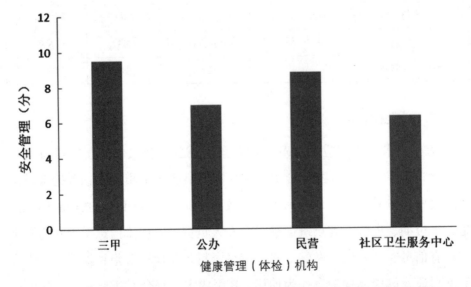

图3-14　2020年苏州市135家健康管理（体检）机构安全管理得分的比较

表 3-26　2020 年苏州市 135 家健康管理（体检）机构安全管理评级情况

健康管理（体检）机构	数量	各级别所占比例（%）		
		A	B	C
三甲	10	90.0	0	10.0
公办	23	43.5	21.7	34.8
民营	53	73.6	17.0	9.4
社区卫生服务中心	49	30.6	24.5	44.9

第四节　服务体系

服务体系包括服务质量和隐私保护两个项目。

一、服务质量

基本要求：优化服务流程，提供便民措施，核实身份正确。C 级要求：服务流程规范——在醒目位置公示健康管理（体检）机构布局和体检基本流程；提供便民措施——有与体检人数相适应的候检区、饮用水等；仪容仪表——所有工作人员佩戴工作牌，持证上岗，举止得体，仪表规范；服务能力——对受检者进行有效分流；身份确认——采用合适的方法对受检者进行身份确认，如身份证识别、拍照存档等。B 级要求：符合 C 级要求，且体检引导标识应准确清晰，优化服务流程，缩短受检者等候时间；提供体检人员用餐区域，提供轮椅等；有相应的体检最高流量或超流量的预警办法，制定超高流量的工作预案。A 级要求：符合 B 级要求，且有体检服务质量情况分析评价，持续改进体检服务工作。

从服务质量得分情况来看，三甲健康管理（体检）机构得分最高，为 9.7±0.5 分；社区卫生服务中心得分最低，为 6.7±2.6 分（见表 3-27 和图 3-15）。从服务质量得分评级情况来看，三甲健康管理（体检）机构中 A 级所占比例高于其他类型的体检机构，为 100.0%；社区卫生服务中心中 C 级所占比例高于其他类型的体检机构，为 40.8%（见表 3-28）。

表 3-27 2020 年苏州市 135 家健康管理（体检）机构服务质量得分情况（$\bar{x} \pm s$）

健康管理（体检）机构	服务质量
三甲	9.7 ± 0.5
公办	8.2 ± 1.9
民营	8.9 ± 1.8
社区卫生服务中心	6.7 ± 2.6

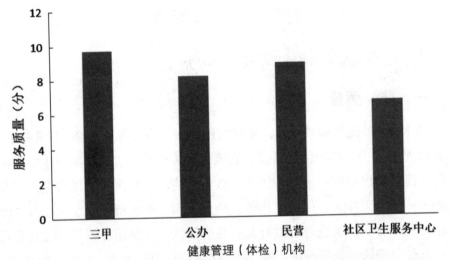

图 3-15 2020 年苏州市 135 家健康管理（体检）机构服务质量得分的比较

表 3-28 2020 年苏州市 135 家健康管理（体检）机构服务质量评级情况

健康管理（体检）机构	数量	各级别所占比例（%）		
		A	B	C
三甲	10	100.0	0	0
公办	23	60.9	21.7	17.4
民营	53	75.0	13.5	11.5
社区卫生服务中心	49	26.5	32.7	40.8

二、隐私保护

基本要求：有隐私保护的各项措施并落实。C级要求：做到"一人一诊室"，为异性受检者检查时应有体检中心其他工作人员在场；完善保护受检者隐私的相关措施，配备隔帘等设施；加强体检中心对受检者体检信息的保护，受检者登录体检信息系统，查询相关信息，应设置加密系统。B级要求：符合C级要求，且有私密性的诊疗环境；职能部门对受检者隐私保护进行检查和监督。A级要求：符合B级要求，且持续改进有成效，保护受检者隐私的设施和管理措施健全。

从隐私保护得分情况来看，三甲健康管理（体检）机构得分最高，为 9.5 ± 0.9 分；社区卫生服务中心得分最低，为 6.7 ± 2.8 分（见表3-29和图3-16）。从隐私保护得分评级情况来看，三甲健康管理（体检）机构中A级所占比例高于其他类型的体检机构，为80.0%；社区卫生服务中心中C级所占比例高于其他类型的体检机构，为42.9%（见表3-30）。

表3-29　2020年苏州市135家健康管理（体检）机构隐私保护得分情况（$x \pm s$）

健康管理（体检）机构	隐私保护
三甲	9.5 ± 0.9
公办	8.3 ± 2.4
民营	9.0 ± 1.6
社区卫生服务中心	6.7 ± 2.8

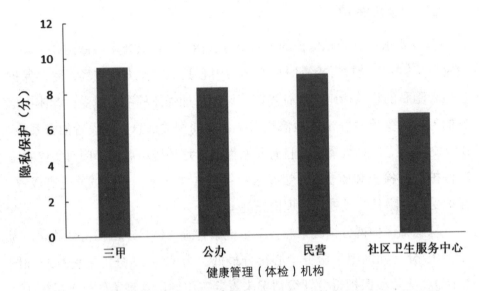

图 3-16　2020 年苏州市 135 家健康管理（体检）机构隐私保护得分的比较

表 3-30　2020 年苏州市 135 家健康管理（体检）机构隐私保护评级情况

健康管理（体检）机构	数量	各级别所占比例（%）		
		A	B	C
三甲	10	80.0	20.0	0
公办	23	65.3	4.3	30.4
民营	53	71.7	22.6	5.7
社区卫生服务中心	49	32.6	24.5	42.9

第四章 苏州市健康管理（体检）机构过程
管理状况

第一节 过程质量概况

健康管理（体检）机构的过程质量包含体检项目、物理检查、辅助检查和实验室检查四部分。

通过调查发现，民营健康管理（体检）机构和社区卫生服务中心的体检项目得分最高，为17.6 ± 3.6分；三甲健康管理（体检）机构物理检查、辅助检查和实验室检查的得分最高，分别为54.7 ± 6.5分、28.4 ± 3.2分和38.5 ± 2.7分（见表 –1和图4-1）。

表 4-1 2020 年苏州市 135 家健康管理（体检）机构过程质量自评表得分情况（$x \pm s$）

健康管理（体检）机构	过程质量			
	体检项目	物理检查	辅助检查	实验室检查
三甲	16.5 ± 5.6	54.7 ± 6.5	28.4 ± 3.2	38.5 ± 2.7
公办	17.0 ± 3.0	38.0 ± 8.1	22.9 ± 7.1	32.2 ± 9.8
民营	17.6 ± 3.6	50.2 ± 12.3	27.2 ± 5.4	36.8 ± 7.6
社区卫生服务中心	17.6 ± 3.6	44.0 ± 14.1	22.9 ± 6.9	30.5 ± 9.7

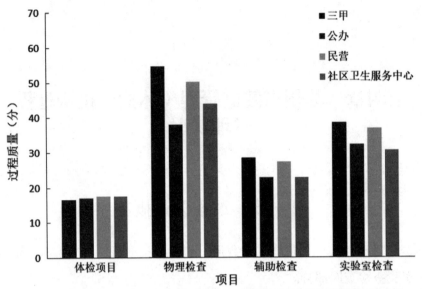

图 4-1　2020 年苏州市 135 家健康管理（体检）机构过程质量得分的比较

第二节　体检项目

体检项目包括体检套餐、常规检查、特殊检查和健康风险问卷四个项目。

一、体检套餐

基本要求：符合"1+X"模式。"1+X"模式："1"为基本项目，包括健康体检自测问卷、体格检查、实验室检查、辅助检查、体检报告首页信息；"X"为专项（备选）体检项目，包括主要慢性非传染性疾病风险筛查、健康体适能检查项目。

从体检套餐得分情况来看，社区卫生服务中心得分最高，为 4.5 ± 1.0 分；三甲健康管理（体检）机构得分最低，为 4.2 ± 1.5 分（见表 4-2 和图 4-2）。

表4-2 2020年苏州市135家健康管理（体检）机构体检套餐得分情况（$\bar{x} \pm s$）

健康管理（体检）机构	体检套餐
三甲	4.2 ± 1.5
公办	4.4 ± 0.7
民营	4.4 ± 1.3
社区卫生服务中心	4.5 ± 1.0

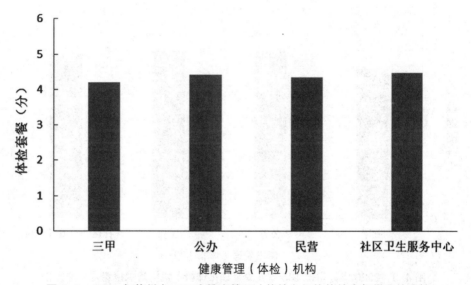

图4-2 2020年苏州市135家健康管理（体检）机构体检套餐得分的比较

二、常规检查

基本要求：考核身高、体重、血压、脉搏、腰围、臀围等。

从常规检查得分情况来看，公办健康管理（体检）机构得分最高，为4.7±0.6分；三甲健康管理（体检）机构得分最低，为4.2±1.5分（见表4-3和图4-3）。

表 4-3 2020 年苏州市 135 家健康管理（体检）机构常规检查得分情况（$\bar{x} \pm s$）

健康管理（体检）机构	常规检查
三甲	4.2 ± 1.5
公办	4.7 ± 0.6
民营	4.6 ± 0.8
社区卫生服务中心	4.6 ± 0.9

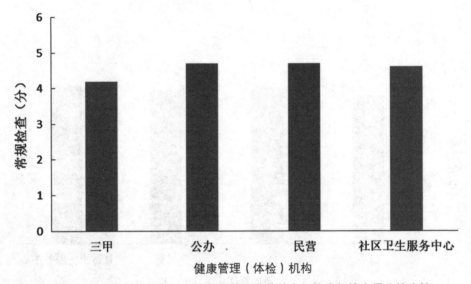

图 4-3 2020 年苏州市 135 家健康管理（体检）机构常规检查得分的比较

三、特殊检查

基本要求：考核入学、就业检查，不得进行乙肝项目检测；普通健康体检，不得主动开展乙肝项目检测；受检者本人主动要求乙肝项目检测的，健康管理（体检）机构应与受检者签署知情同意书。

从特殊检查得分情况来看，公办健康管理（体检）机构得分最高，为 4.8 ± 0.4 分；三甲健康管理（体检）机构得分最低，为 4.5 ± 1.6 分（见表 4-4 和图 4-4）。

表 4-4　2020 年苏州市 135 家健康管理（体检）机构特殊检查得分情况（$\bar{x} \pm s$）

健康管理（体检）机构	特殊检查
三甲	4.5 ± 1.6
公办	4.8 ± 0.4
民营	4.7 ± 1.0
社区卫生服务中心	4.7 ± 0.9

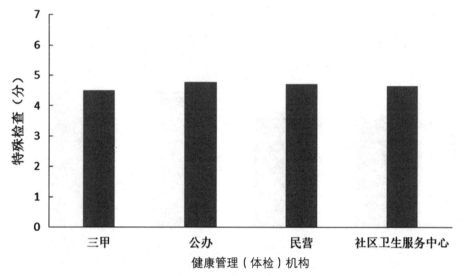

图 4-4　2020 年苏州市 135 家健康管理（体检）机构特殊检查得分的比较

四、健康风险问卷

基本要求：对受检者检前开展问卷，采集疾病史、家族史、个人史、生活方式（吸烟、饮酒、饮食习惯、运动锻炼、睡眠情况等）、职业工作情况、躯体症状、心理健康信息。

从健康风险问卷得分情况来看，民营健康管理（体检）机构得分最高，为 3.9 ± 1.8 分；三甲健康管理（体检）机构得分最低，为 3.2 ± 1.9 分（见表 4-5 和图 4-5）。

表 4-5 2020 年苏州市 135 家健康管理（体检）机构健康风险问卷得分情况（$x \pm s$）

健康管理（体检）机构	健康风险问卷
三甲	3.2 ± 1.9
公办	3.3 ± 2.0
民营	3.9 ± 1.8
社区卫生服务中心	3.8 ± 1.8

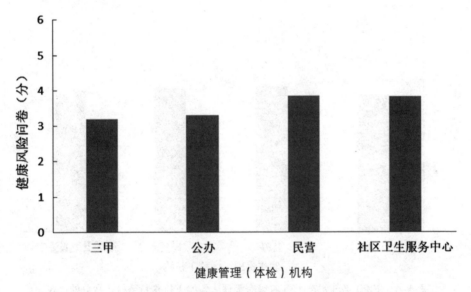

图 4-5 2020 年苏州市 135 家健康管理（体检）机构健康风险问卷得分的比较

第三节 物理检查

物理检查包括内科、外科、妇科、眼科、口腔科以及耳鼻咽喉科六个项目。

一、内科

基本要求：内科体检服务能力符合相关要求。C 级要求：物理检查手法规范；侵入性检查需征得受检者同意；借助仪器（听诊器、血压计）的检查，操作正确。B 级要求：符合 C 级要求，且内科检查能满足受检者体检需要，无投诉；各项操作符合规范。A 级要求：符合 B 级要求，且科室有自查，体现持续改进。

从内科得分情况来看，三甲健康管理（体检）机构得分最高，为 9.7±0.7 分；社区卫生服务中心得分最低，为 8.0±2.2 分（见表 4-6 和图 4-6）。从内科得分评级情况来看，三甲健康管理（体检）机构中 A 级所占比例高于其他类型的体检机构，为 90.0%；社区卫生服务中心中 C 级所占比例高于其他类型的体检机构，为 18.4%（见表 4-7）。

表 4-6 2020 年苏州市 135 家健康管理（体检）机构内科得分情况（$x \pm s$）

健康管理（体检）机构	内科
三甲	9.7 ± 0.7
公办	8.4 ± 1.8
民营	9.1 ± 1.8
社区卫生服务中心	8.0 ± 2.2

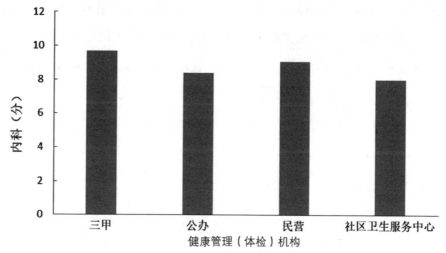

图 4-6 2020 年苏州市 135 家健康管理（体检）机构内科得分的比较

表 4-7　2020 年苏州市 135 家健康管理（体检）机构内科评级情况

健康管理（体检）机构	数量	各级别所占比例（％）		
		A	B	C
三甲	10	90.0	10.0	0
公办	23	52.2	30.4	17.4
民营	53	81.2	11.3	7.5
社区卫生服务中心	49	46.9	34.7	18.4

二、外科

基本要求：外科体检服务能力符合相关要求。C 级要求：物理检查手法规范；侵入性检查需征得受检者同意；借助仪器的检查，操作正确。B 级要求：符合 C 级要求，且外科检查能满足受检者体检需要，无投诉；各项操作符合规范。A 级要求：符合 B 级要求，且科室有自查，体现持续改进。

从外科得分情况来看，三甲健康管理（体检）机构得分最高，为 9.7 ± 0.7 分；社区卫生服务中心得分最低，为 8.0 ± 2.2 分（见表 4-8 和图 4-7）。从外科得分评级情况来看，三甲健康管理（体检）机构中 A 级所占比例高于其他类型的体检机构，为 90.0%；公办健康管理（体检）机构中 C 级所占比例高于其他类型的体检机构，为 17.4%（见表 4-9）。

表 4-8　2020 年苏州市 135 家健康管理（体检）机构外科得分情况（$x \pm s$）

健康管理（体检）机构	外科
三甲	9.7 ± 0.7
公办	8.3 ± 1.8
民营	8.9 ± 2.0
社区卫生服务中心	8.0 ± 2.2

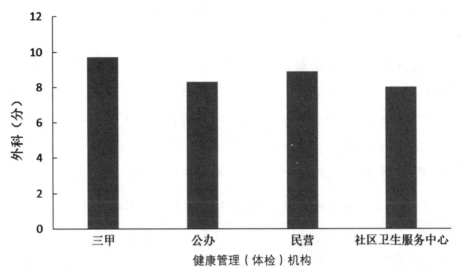

图 4-7　2020 年苏州市 135 家健康管理（体检）机构外科得分的比较

表 4-9　2020 年苏州市 135 家健康管理（体检）机构外科评级情况

健康管理（体检）机构	数量	各级别所占比例（%）		
		A	B	C
三甲	10	90.0	10.0	0
公办	23	47.8	34.8	17.4
民营	53	79.3	11.3	9.4
社区卫生服务中心	49	49.0	34.7	16.3

三、妇科

基本要求：妇科体检服务能力符合相关要求。C 级要求：妇科检查室布置温馨，私密性好；用于检查的器具、无菌物品均需处于备用状态，放置有序；严格执行无菌操作，无交叉感染；侵入性检查需征得受检者同意；妇科检查做到"一人一垫巾"。B 级要求：符合 C 级要求，且妇科检查能满足受检者体检需要，无投诉；严格执行无菌操作流程、各项操作符合规范，隐私保护得当。A 级要求：符合 B 级要求，且科室有自查，体现持续改进。

从妇科得分情况来看，三甲健康管理（体检）机构得分最高，为 8.7±3.1分；社区卫生服务中心得分最低，为7.7±2.7分（见表4-10和图4-8）。从妇科得分评级情况来看，三甲健康管理（体检）机构中 A 级所占比例高于其他类型的体检机构，为80.0%；社区卫生服务中心中 C 级所占比例高于其他类型的体检机构，为18.4%（见表4-11）。

表 4-10　2020 年苏州市 135 家健康管理（体检）机构妇科得分情况（$\bar{x}±s$）

健康管理（体检）机构	妇科
三甲	8.7±3.1
公办	8.4±1.9
民营	8.5±2.8
社区卫生服务中心	7.7±2.7

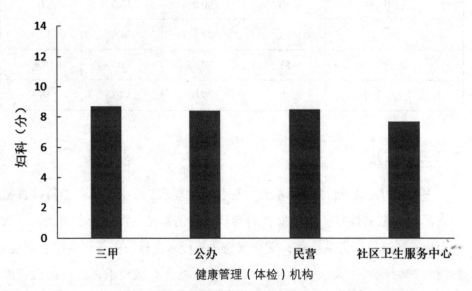

图 4-8　2020 年苏州市 135 家健康管理（体检）机构妇科得分的比较

表 4-11 2020 年苏州市 135 家健康管理（体检）机构妇科评级情况

健康管理（体检）机构	数量	各级别所占比例（%）		
		A	B	C
三甲	10	80.0	10.0	10.0
公办	23	52.2	30.4	17.4
民营	53	73.6	13.2	13.2
社区卫生服务中心	49	44.9	36.7	18.4

四、眼科

基本要求：眼科体检服务能力符合相关要求。C 级要求：开展视力、辨色力、内眼、外眼、眼底、眼压检查；具备视力表、色觉检查图、手电筒、裂隙灯、检眼镜，且所有器械均处于备用状态；借助仪器的检查，操作正确。B 级要求：符合 C 级要求，且眼科检查能满足受检者体检需要，无投诉，各项操作符合规范。A 级要求：符合 B 级要求，且科室有自查，体现持续改进。

从眼科得分情况来看，三甲健康管理（体检）机构得分最高，为 9.5±0.9 分；社区卫生服务中心得分最低，为 6.9±2.9 分（见表 4-12 和图 4-9）。从眼科得分评级情况来看，三甲健康管理（体检）机构中 A 级所占比例高于其他类型的体检机构，为 80.0%；社区卫生服务中心中 C 级所占比例高于其他类型的体检机构，为 32.7%（见表 4-13）。

表 4-12 2020 年苏州市 135 家健康管理（体检）机构眼科得分情况（$x \pm s$）

健康管理（体检）机构	眼科
三甲	9.5±0.9
公办	8.0±1.8
民营	8.3±2.6
社区卫生服务中心	6.9±2.9

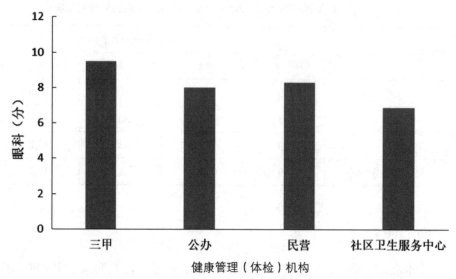

图 4-9 2020 年苏州市 135 家健康管理（体检）机构眼科得分的比较

表 4-13 2020 年苏州市 135 家健康管理（体检）机构眼科评级情况

健康管理（体检）机构	数量	各级别所占比例（%）		
		A	B	C
三甲	10	80.0	20.0	0
公办	23	34.8	47.8	17.4
民营	53	66.1	22.6	11.3
社区卫生服务中心	49	32.7	34.6	32.7

五、口腔科

基本要求：口腔科体检服务能力符合相关要求。C 级要求：具备口腔科综合治疗仪、口腔科常规检查器具，满足每人一套，包括口镜、镊子、探针、牙周探针，所有器械均处于备用状态；开展口腔黏膜、牙齿、牙龈、舌及额面部检查；借助仪器的检查，操作正确。B 级要求：符合 C 级要求，且口腔科检查能满足受检者体检需要，无投诉；各项操作符合规范。A级要求：符合B级要求，且科室有自查，体现持续改进。

从口腔科得分情况来看，民营健康管理（体检）机构得分最高，为7.8±3.4分；三甲健康管理（体检）机构得分最低，为6.2±4.5分（见表4-14和图4-10）。从口腔科得分评级情况来看，民营健康管理（体检）机构中A级所占比例高于其他类型的体检机构，为66.0%；三甲健康管理（体检）机构中C级所占比例高于其他类型的体检机构，为40.0%（见表4-15）。

表4-14 2020年苏州市135家健康管理（体检）机构口腔科得分情况（$x \pm s$）

健康管理（体检）机构	口腔科
三甲	6.2 ± 4.5
公办	6.4 ± 3.6
民营	7.8 ± 3.4
社区卫生服务中心	6.7 ± 3.3

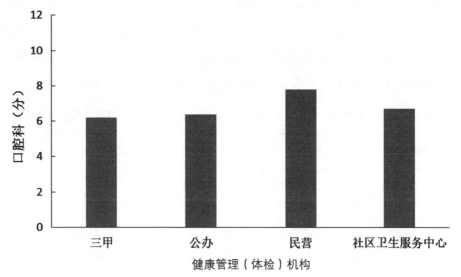

图 4-10 2020年苏州市135家健康管理（体检）机构口腔科得分的比较

表 4-15　2020 年苏州市 135 家健康管理（体检）机构口腔科评级情况

健康管理（体检）机构	数量	各级别所占比例（%）		
		A	B	C
三甲	10	50.0	10.0	40.0
公办	23	34.8	26.1	39.1
民营	53	66.0	11.4	22.6
社区卫生服务中心	49	32.7	34.6	32.7

六、耳鼻咽喉科

基本要求：耳鼻咽喉科体检服务能力符合相关要求。C 级要求：开展耳部、鼻部、咽喉部检查；具备额镜、前鼻镜、间接喉镜、照明灯、压舌板，且所有器械均处于备用状态。B 级要求：符合 C 级要求，且耳鼻咽喉科检查能满足受检者体检需要，无投诉；各项操作符合规范。A 级要求：符合 B 级要求，且科室有自查，体现持续改进。

从耳鼻咽喉科得分情况来看，三甲健康管理（体检）机构得分最高，为 8.9±2.2 分；社区卫生服务中心得分最低，为 6.7±3.3 分（见表 4-16 和图 4-11）。从耳鼻咽喉科得分评级情况来看，三甲健康管理（体检）机构中 A 级所占比例高于其他类型的体检机构，为 70.0%；社区卫生服务中心中 C 级所占比例高于其他类型的体检机构，为 28.6%（见表 4-17）。

表 4-16　2020 年苏州市 135 家健康管理（体检）机构耳鼻咽喉科得分情况（$x \pm s$）

健康管理（体检）机构	耳鼻咽喉科
三甲	8.9±2.2
公办	7.7±2.7
民营	7.5±3.4
社区卫生服务中心	6.7±3.3

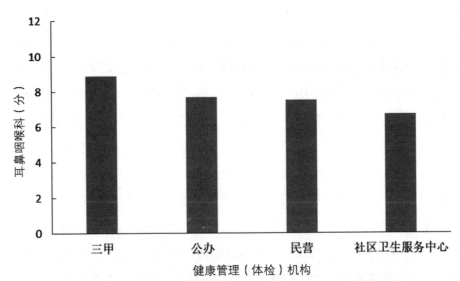

图 4-11 2020 年苏州市 135 家健康管理（体检）机构耳鼻咽喉科得分的比较

表 4-17 2020 年苏州市 135 家健康管理（体检）机构耳鼻咽喉科评级情况

健康管理（体检）机构	数量	各级别所占比例（%）		
		A	B	C
三甲	10	70.0	20.0	10.0
公办	23	47.8	26.1	26.1
民营	53	54.8	22.6	22.6
社区卫生服务中心	49	32.7	38.7	28.6

第四节　辅助检查

辅助检查包括心电图检查室、超声检查室和放射检查室三个项目。

一、心电图检查室

基本要求：心电图检查符合相关要求。C 级要求：有独立的心电图检查室，医检分离；仪器设备按规定定期校准、保养并有记录，强检合格；检查过程中不得遗漏检查项目，严格按专业操作流程规范执行；及时发放报告，诊断准确，书写规范，必要时进行报告分级审核及签字。B级要求：符合C级要求，且心电图检查能满足受检者体检需要，无投诉；各项操作符合规范。A级要求：符合B级要求，且科室有自查，体现持续改进。

从心电图检查室得分情况来看，三甲健康管理（体检）机构得分最高，为9.7±0.7分；社区卫生服务中心得分最低，为7.7±2.4分（见表4-18和图4-12）。从心电图检查室得分评级情况来看，三甲健康管理（体检）机构中A级所占比例高于其他类型的体检机构，为90.0%；公办健康管理（体检）机构中C级所占比例高于其他类型的体检机构，为21.7%（见表4-19）。

表4-18　2020年苏州市135家健康管理（体检）机构心电图检查室得分情况（$x \pm s$）

健康管理（体检）机构	心电图检查室
三甲	9.7 ± 0.7
公办	7.9 ± 2.5
民营	9.2 ± 1.8
社区卫生服务中心	7.7 ± 2.4

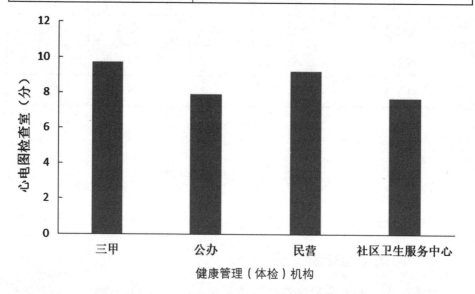

图4-12　2020年苏州市135家健康管理（体检）机构心电图检查室得分的比较

表 4-19 2020 年苏州市 135 家健康管理（体检）机构心电图检查室评级情况

健康管理（体检）机构	数量	各级别所占比例（%）		
		A	B	C
三甲	10	90.0	10.0	0
公办	23	43.5	34.8	21.7
民营	53	81.2	11.3	7.5
社区卫生服务中心	49	38.8	40.8	20.4

二、超声检查室

基本要求：超声科检查符合相关要求。C 级要求：有独立的超声检查室，医检分离；仪器设备按规定定期校准、保养并有记录，强检合格；检查过程中不得遗漏检查项目，严格按专业操作流程规范执行；及时发放报告，诊断准确，书写规范，必要时进行报告分级审核及签字。B 级要求：符合 C 级要求，且超声科检查能满足受检者体检需要，无投诉；各项操作符合规范。A 级要求：符合 B 级要求，且科室有自查，体现持续改进。

从超声检查室得分情况来看，三甲健康管理（体检）机构得分最高，为 9.7±0.7 分；社区卫生服务中心得分最低，为 7.8±2.4 分（见表 4-20 和图 4-13）。从超声检查室得分评级情况来看，三甲健康管理（体检）机构中 A 级所占比例高于其他类型的体检机构，为 90.0%；公办健康管理（体检）机构中 C 级所占比例高于其他类型的体检机构，为 21.8%（见表 4-21）。

表 4-20　2020 年苏州市 135 家健康管理（体检）机构超声检查室得分情况（$x \pm s$）

健康管理（体检）机构	超声检查室
三甲	9.7 ± 0.7
公办	7.8 ± 2.6
民营	9.1 ± 1.8
社区卫生服务中心	7.8 ± 2.4

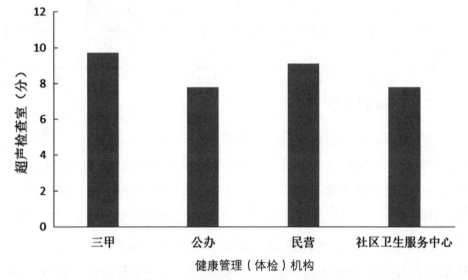

图 4-13　2020 年苏州市 135 家健康管理（体检）机构超声检查室得分的比较

表 4-21　2020 年苏州市 135 家健康管理（体检）机构超声检查室评级情况

健康管理（体检）机构	数量	各级别所占比例（%）		
		A	B	C
三甲	10	90.0	10.0	0
公办	23	47.8	30.4	21.8
民营	53	83.1	9.4	7.5
社区卫生服务中心	49	44.9	36.7	18.4

三、放射检查室

基本要求：放射科检查符合相关要求。C级要求：有独立的放射检查室，医检分离；仪器设备按规定定期校准、保养并有记录，强检合格；检查过程中不得遗漏检查项目，严格按专业操作流程规范执行；有非检查部位或对敏感器官组织的防护措施，并在放射检查过程中实施应用；如无特殊情况，禁止为受检者进行胸部透视，科室有规范的诊断报告、审核制度与流程；检查报告结果由具备资质的医学影像诊断专业医师出具，上面有审核医师的签名。B级要求：符合C级要求，且各项操作符合规范；放射科检查能满足受检者体检需要，无投诉；科室对诊断报告质量有自查，对存在的问题有改进措施；定性正确率>80%，甲片率≥40%，废片率≤2%；职能部门有监管，定期抽查，综合评价。A级要求：符合B级要求，且持续改进有成效。

从放射检查室得分情况来看，民营健康管理（体检）机构得分最高，为9.0±1.9分；社区卫生服务中心得分最低，为7.5±2.4分（见表4-22和图4-14）。从放射检查室得分评级情况来看，三甲健康管理（体检）机构中A级所占比例高于其他类型的体检机构，为70.0%；公办健康管理（体检）机构中C级所占比例高于其他类型的体检机构，为26.1%（见表4-23）。

表4-22　2020年苏州市135家健康管理（体检）机构放射检查室得分情况（$x \pm s$）

健康管理（体检）机构	放射检查室
三甲	8.4 ± 3.1
公办	7.5 ± 2.7
民营	9.0 ± 1.9
社区卫生服务中心	7.5 ± 2.4

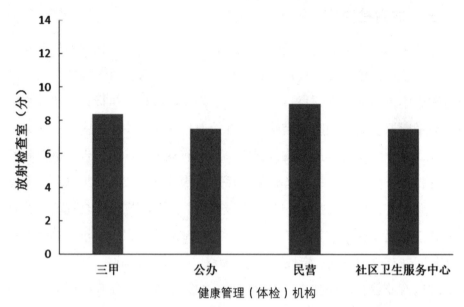

图 4-14 2020 年苏州市 135 家健康管理（体检）机构放射检查室得分的比较

表 4-23 2020 年苏州市 135 家健康管理（体检）机构放射检查室评级情况

健康管理（体检）机构	数量	各级别所占比例（%）		
		A	B	C
三甲	10	70.0	20.0	10.0
公办	23	43.5	30.4	26.1
民营	53	75.5	17.0	7.5
社区卫生服务中心	49	40.8	34.7	24.5

第五节 实验室检查

实验室检查包括标本采集、标本转运、标本检验和校对制度四个项目。

一、标本采集

基本要求：标本采集场所符合要求，有标本采集相关制度、规范。C级要求：具有独立的标本采集场所，符合院内感染控制要求；血标本采集人员能遵循无菌操作规范，做到"一人一针一带一巾"；严格执行查对制度，杜绝差错。B级要求：符合C级要求，且各项操作符合无菌操作原则及规范，科室有自查，职能部门有监管检查。A级要求：符合B级要求，且持续改进有成效，无标本采集错误不良事件。

从标本采集得分情况来看，三甲健康管理（体检）机构得分最高，为9.8 ± 0.4分；社区卫生服务中心得分最低，为7.9 ± 2.6分（见表4-24和图4-15）。从标本采集得分评级情况来看，三甲健康管理（体检）机构中A级所占比例高于其他类型的体检机构，为100.0%；社区卫生服务中心中C级所占比例高于其他类型的体检机构，为22.9%（见表4-25）。

表4-24 2020年苏州市135家健康管理（体检）机构标本采集得分情况（$x \pm s$）

健康管理（体检）机构	标本采集
三甲	9.8 ± 0.4
公办	8.2 ± 2.6
民营	9.6 ± 3.2
社区卫生服务中心	7.9 ± 2.6

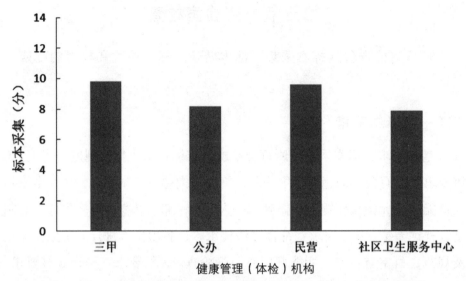

图 4-15   2020 年苏州市 135 家健康管理（体检）机构标本采集得分的比较

表 4-25   2020 年苏州市 135 家健康管理（体检）机构标本采集评级情况

健康管理（体检）机构	数量	各级别所占比例（%）		
		A	B	C
三甲	10	100.0	0	0
公办	23	60.9	17.4	21.7
民营	53	81.2	11.3	7.5
社区卫生服务中心	49	56.3	20.8	22.9

二、标本转运

基本要求：标本存放、转运安全。C 级要求：血液和体液标本应妥善存放；有专人在规定时限内安全转运。B 级要求：符合 C 级要求，且科室对标本转运有自查、分析、整改；职能部门对标本转运有督查、反馈。A 级要求：符合 B 级要求，且持续改进有成效，标本转运符合实验室要求。

从标本转运得分情况来看，三甲健康管理（体检）机构得分最高，为 9.5±1.1 分；社区卫生服务中心得分最低，为 7.6±2.5 分（见表 4-26 和图

4-16）。从标本转运得分评级情况来看，三甲健康管理（体检）机构中 A 级所占比例高于其他类型的体检机构，为80.0%；社区卫生服务中心中 C 级所占比例高于其他类型的体检机构，为30.6%（见表4-27）。

表4-26 2020年苏州市135家健康管理（体检）机构标本转运得分情况（$\bar{x} \pm s$）

健康管理（体检）机构	标本转运
三甲	9.5 ± 1.1
公办	8.3 ± 2.7
民营	9.1 ± 1.9
社区卫生服务中心	7.6 ± 2.5

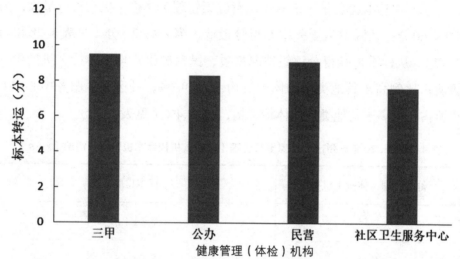

图4-16 2020年苏州市135家健康管理（体检）机构标本转运得分的比较

表4-27 2020年苏州市135家健康管理（体检）机构标本转运评级情况

健康管理（体检）机构	数量	各级别所占比例（%）		
		A	B	C
三甲	10	80.0	20.0	0
公办	23	69.6	4.3	26.1
民营	53	79.3	11.3	9.4
社区卫生服务中心	49	44.9	24.5	30.6

三、标本检验

基本要求：常规开展室内质量控制，参加室间质评。C级要求：依托院内检验科进行标本检测者，应具有室内质量控制和室间质量控制合格证书；依托院外检验单位进行标本检测者，应具有委托协议书和送检单位的资质证明（室内和室间质量控制合格证书）。B级要求：符合C级要求，且各类资质证书、合格证明齐全，符合规范要求；每个工作日均进行室内质量控制，并符合要求；每年≥2次进行室间质量控制，并符合要求；科室有自查，职能部门有监管检查。A级要求：符合B级要求，且持续改进有成效，标本检验符合实验室要求。

从标本检验得分情况来看，民营健康管理（体检）机构得分最高，为9.0±2.0分；社区卫生服务中心得分最低，为7.8±2.5分（见表4-28和图4-17）。从标本检验得分评级情况来看，民营健康管理（体检）机构中A级所占比例高于其他类型的体检机构，为79.3%；社区卫生服务中心中C级所占比例高于其他类型的体检机构，为22.4%（见表4-29）。

表4-28　2020年苏州市135家健康管理（体检）机构标本检验得分情况（$x \pm s$）

健康管理（体检）机构	标本检验
三甲	8.8 ± 1.8
公办	8.1 ± 2.6
民营	9.0 ± 2.0
社区卫生服务中心	7.8 ± 2.5

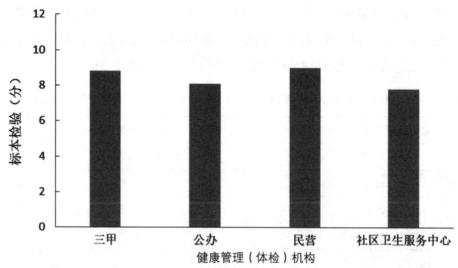

图 4-17　2020 年苏州市 135 家健康管理（体检）机构标本检验得分的比较

表 4-29　2020 年苏州市 135 家健康管理（体检）机构标本检验评级情况

健康管理（体检）机构	数量	各级别所占比例（％）		
		A	B	C
三甲	10	60.0	30.0	10.0
公办	23	56.6	21.7	21.7
民营	53	79.3	11.3	9.4
社区卫生服务中心	49	44.9	32.7	22.4

四、校对制度

基本要求：有标本校对、交接等制度。C 级要求：有标本校对制度，防止标本丢失；标本交接和签收记录清晰，有送检者和接收者的双签名。B 级要求：符合 C 级要求，且严格执行标本校对制度，科室有自查，职能部门有监管检查。A 级要求：符合 B 级要求，且持续改进有成效，标本校对符合实验室要求。

从校对制度得分情况来看，三甲健康管理（体检）机构得分最高，为 9.7 ± 0.7 分；社区卫生服务中心得分最低，为 7.3 ± 2.7 分（见表 4-30 和图

4-18）。从校对制度得分评级情况来看，三甲健康管理（体检）机构中A级所占比例高于其他类型的体检机构，为90.0%；社区卫生服务中心中C级所占比例高于其他类型的体检机构，为34.7%（见表4-31）。

表4-30　2020年苏州市135家健康管理（体检）机构校对制度得分情况（$\bar{x} \pm s$）

健康管理（体检）机构	校对制度
三甲	9.7 ± 0.7
公办	7.9 ± 2.6
民营	9.1 ± 2.1
社区卫生服务中心	7.3 ± 2.7

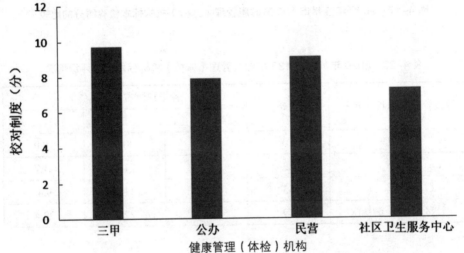

图4-18　2020年苏州市135家健康管理（体检）机构校对制度得分的比较

表4-31　2020年苏州市135家健康管理（体检）机构校对制度评级情况

健康管理（体检）机构	数量	各级别所占比例（%）		
		A	B	C
三甲	10	90.0	10.0	0
公办	23	47.8	30.4	21.8
民营	53	81.2	9.4	9.4
社区卫生服务中心	49	44.9	20.4	34.7

第五章 苏州市健康管理（体检）机构结果管理状况

第一节 结果管理概况

苏州市健康管理（体检）机构结果管理状况调查包含体检报告、信息化建设、客户关系管理和科研能力四个部分。

通过调查发现，三甲健康管理（体检）机构在体检报告、信息化建设和科研能力的得分上最高，分别为48.1±1.9分、27.8±2.0分和9.4±1.5分；民营健康管理（体检）机构客户关系管理得分最高，为7.7±3.0分（见表5-1和图5-1）。

表5-1 2020年苏州市135家健康管理（体检）机构结果质量自评表得分情况（$x \pm s$）

健康管理（体检）机构	结果质量			
	体检报告	信息化建设	客户关系管理	科研能力
三甲	48.1 ± 1.9	27.8 ± 2.0	6.4 ± 3.5	9.4 ± 1.5
公办	36.7 ± 11.9	19.8 ± 8.3	5.9 ± 3.4	4.7 ± 3.5
民营	45.2 ± 7.1	25.2 ± 5.3	7.7 ± 3.0	8.2 ± 2.5
社区卫生服务中心	36.3 ± 12.5	20.4 ± 6.8	4.4 ± 3.4	4.6 ± 3.9

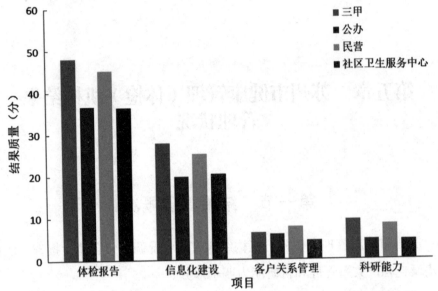

图 5-1　2020 年苏州市 135 家健康管理（体检）机构结果质量得分的比较

第二节　体检报告

体检报告包括报告首页、报告内容、报告审核、报告时限和报告领取五个项目。

一、报告首页

基本要求：体检报告首页信息齐全，符合要求。C 级要求：包含健康体检中心的基本信息、受检者的基本信息、健康体检自测问卷发现的健康危险因素以及健康体检基本项目检测结果。B 级要求：符合 C 级要求，且报告首页的内容齐全，填写正确、规范；科室有自查，职能部门有督查。A 级要求：符合 B 级要求，且持续改进有效，无错误信息。

从报告首页得分情况来看，民营健康管理（体检）机构得分最高，为8.8±1.8分；公办健康管理（体检）机构得分最低，为6.4±2.7分（见表5-2和图5-2）。从报告首页评级情况来看，三甲健康管理（体检）机构中A 级所占比例高于其他类型的体检机构，为70.0%；公办健康管理（体检）

机构中 C 级所占比例高于其他类型的体检机构，为 39.1%（见表5-3）。

表 5-2 2020 年苏州市 135 家健康管理（体检）机构报告首页得分情况（$x \pm s$）

健康管理（体检）机构	报告首页
三甲	8.7 ± 1.6
公办	6.4 ± 2.7
民营	8.8 ± 1.8
社区卫生服务中心	7.5 ± 2.6

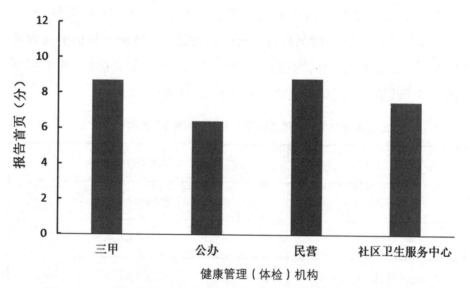

图 5-2 2020 年苏州市 135 家健康管理（体检）机构报告首页得分的比较

表 5-3 2020 年苏州市 135 家健康管理（体检）机构报告首页评级情况

健康管理（体检）机构	数量	各级别所占比例（%）		
		A	B	C
三甲	10	70.0	20.0	10.0
公办	23	26.1	34.8	39.1
民营	53	69.8	24.5	5.7
社区卫生服务中心	49	53.1	20.4	26.5

二、报告内容

基本要求：体检报告内容齐全，个人信息正确，符合要求。C级要求：在体检报告首页记载受检者的主要身份信息，必要时附照片，杜绝顶替体检；各项检查内容记录完整、规范；体检结论突出重点及个体化；有体检后咨询联络方式。B级要求：符合C级要求，且报告首页包含内容齐全，填写正确、规范；科室有自查，职能部门有督查。A级要求：符合B级要求，且持续改进有效，无错误信息。

从报告内容得分情况来看，三甲健康管理（体检）机构得分最高，为9.6±0.7分；社区卫生服务中心得分最低，为7.6±2.5分（见表5-4和图5-3）。从报告内容评级情况来看，三甲健康管理（体检）机构中A级所占比例高于其他类型的体检机构，为90.0%；社区卫生服务中心中C级所占比例高于其他类型的体检机构，为28.6%（见表5-5）。

表5-4　2020年苏州市135家健康管理（体检）机构报告内容得分情况（$\bar{x} \pm s$）

健康管理（体检）机构	报告内容
三甲	9.6±0.7
公办	7.9±2.8
民营	9.2±1.5
社区卫生服务中心	7.6±2.5

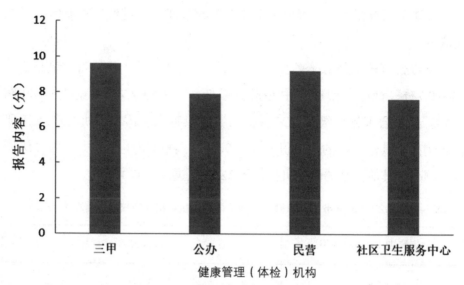

图 5-3 2020 年苏州市 135 家健康管理（体检）机构报告内容得分的比较

表 5-5 2020 年苏州市 135 家健康管理（体检）机构报告内容评级情况

健康管理（体检）机构	数量	各级别所占比例（%）		
		A	B	C
三甲	10	90.0	10.0	0
公办	23	52.2	21.7	26.1
民营	53	83.1	9.4	7.5
社区卫生服务中心	49	49.0	22.4	28.6

三、报告审核

基本要求：严格执行体检报告分级审核制度。C 级要求：各项结果应记录检查医师或操作者的姓名和实施时间，条件具备时应手工签名或电子签名；体检报告实行分级审核，共同负责，记录报告医师和主检医师的姓名、职务和岗位；体检结论处必须有主检医师的签章。B 级要求：符合 C 级要求，且体检报告审核落实有效，签名字迹端正、清晰可辨；科室有自查，职能部门有督查。A级要求：符合B级要求，且持续改进有效，无错误信息。

从报告审核得分情况来看，三甲健康管理（体检）机构得分最高，为 9.7 ± 0.7 分；社区卫生服务中心得分最低，为 7.2 ± 2.7 分（见表5-6和图5-4）。从报告审核评级情况来看，三甲健康管理（体检）机构中A级所占比例高于其他类型的体检机构，为90.0%；社区卫生服务中心中C级所占比例高于其他类型的体检机构，为32.7%（见表5-7）。

表 5-6　2020 年苏州市 135 家健康管理（体检）机构报告审核得分情况（$x \pm s$）

健康管理（体检）机构	报告审核
三甲	9.7 ± 0.7
公办	7.5 ± 2.6
民营	9.1 ± 1.9
社区卫生服务中心	7.2 ± 2.7

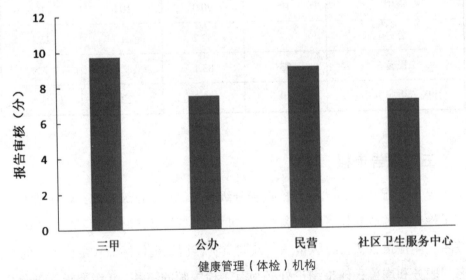

图 5-4　2020 年苏州市 135 家健康管理（体检）机构报告审核得分的比较

表 5-7 2020 年苏州市 135 家健康管理（体检）机构报告审核评级情况

健康管理（体检）机构	数量	各级别所占比例（%）		
		A	B	C
三甲	10	90.0	10.0	0
公办	23	47.8	30.4	21.8
民营	53	77.4	13.2	9.4
社区卫生服务中心	49	40.8	26.5	32.7

四、报告时限

基本要求：体检报告按规定时限完成。C 级要求：严格按照体检中心公示的时间完成体检报告的制作、审核和发放工作；体检中心应明确重要异常结果（危急值）范围，制订报告制度，及时将结果告知受检者。B 级要求：符合 C 级要求，且体检报告按规定时限完成落实有效；危急值报告制度落实有效；科室有自查，职能部门有督查。A 级要求：符合 B 级要求，且持续改进有效。

从报告时限得分情况来看，三甲健康管理（体检）机构得分最高，为 9.8 ± 0.6 分；社区卫生服务中心得分最低，为 7.3 ± 2.6 分（见表 5-8 和图 5-5）。从报告时限评级情况来看，三甲健康管理（体检）机构中 A 级所占比例高于其他类型的体检机构，为 90.0%；社区卫生服务中心中 C 级所占比例高于其他类型的体检机构，为 34.7%（见表 5-9）。

表 5-8 2020 年苏州市 135 家健康管理（体检）机构报告时限得分情况（$x \pm s$）

健康管理（体检）机构	报告时限
三甲	9.8 ± 0.6
公办	7.9 ± 2.7
民营	9.2 ± 1.5
社区卫生服务中心	7.3 ± 2.6

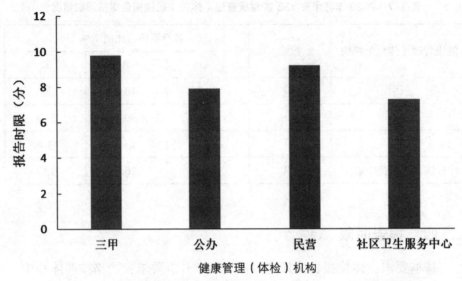

图 5-5 2020 年苏州市 135 家健康管理（体检）机构报告时限得分的比较

表 5-9 2020 年苏州市 135 家健康管理（体检）机构报告时限评级情况

健康管理（体检）机构	数量	各级别所占比例（%）		
		A	B	C
三甲	10	90.0	10.0	0
公办	23	52.2	21.7	26.1
民营	53	77.4	15.1	7.5
社区卫生服务中心	49	40.8	24.5	34.7

五、报告领取

基本要求：按要求发放体检报告。C 级要求：体检报告应完全密封；原则上体检报告由本人领取，并签字确认；由于特殊原因不能本人领取的，应由代领者凭有效证件签名领取（若为团体体检，由单位统一领取，应在委托合同中注明）。B 级要求：符合 C 级要求，且体检报告密封完好，符合要求；严格落实体检报告领取相关规定；科室有自查，职能部门有督查。A 级要求：符合 B 级要求，且持续改进有效，杜绝错发体检报告等不良事件。

从报告领取得分情况来看，三甲健康管理（体检）机构得分最高，为 9.7 ± 0.7 分；社区卫生服务中心得分最低，为 6.7 ± 3.0 分（见表5-10和图5-6）。从报告领取评级情况来看，三甲健康管理（体检）机构中 A 级所占比例高于其他类型的体检机构，为90.0%；社区卫生服务中心中 C 级所占比例高于其他类型的体检机构，为38.8%（见表5-11）。

表 5-10　2020 年苏州市 135 家健康管理（体检）机构报告领取得分情况（$x \pm s$）

健康管理（体检）机构	报告领取
三甲	9.7 ± 0.7
公办	7.3 ± 3.1
民营	9.0 ± 1.5
社区卫生服务中心	6.7 ± 3.0

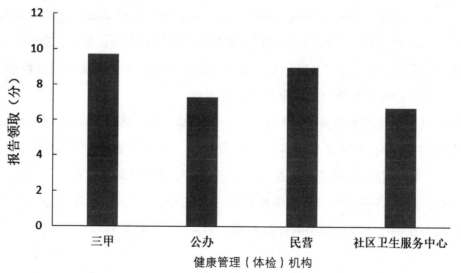

图 5-6　2020 年苏州市 135 家健康管理（体检）机构报告领取得分的比较

表 5-11 2020 年苏州市 135 家健康管理（体检）机构报告领取评级情况

健康管理（体检）机构	数量	各级别所占比例（%）		
		A	B	C
三甲	10	90.0	10.0	0
公办	23	47.8	17.4	34.8
民营	53	71.7	20.8	7.5
社区卫生服务中心	49	38.8	22.4	38.8

第三节 信息化建设

信息化建设包括信息管理系统、电子健康信息和健康管理服务。

一、信息管理系统

基本要求：信息系统满足体检中心工作需求。C 级要求：对体检结果实现电子化管理；体检报告应使用规范的医学名词术语，便于数据储存、统计、分析。B 级要求：符合 C 级要求，且科室有自查，职能部门有督查。A 级要求：符合 B 级要求，且持续改进有效。

从信息管理系统得分情况来看，三甲健康管理（体检）机构得分最高，为 9.7 ± 0.7 分；社区卫生服务中心得分最低，为 7.1 ± 2.4 分（见表 5-12 和图 5-7）。从信息管理系统评级情况来看，三甲健康管理（体检）机构中 A 级所占比例高于其他类型的体检机构，为 90.0%；社区卫生服务中心中 C 级所占比例高于其他类型的体检机构，为 36.7%（见表 5-13）。

表 5-12 2020 年苏州市 135 家健康管理（体检）机构信息管理系统得分情况（$\bar{x} \pm s$）

健康管理（体检）机构	信息管理系统
三甲	9.7 ± 0.7
公办	7.3 ± 3.1
民营	8.8 ± 1.9
社区卫生服务中心	7.1 ± 2.4

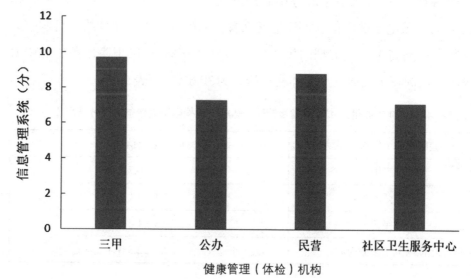

图 5-7 2020 年苏州市 135 家健康管理（体检）机构信息管理系统得分的比较

表 5-13 2020 年苏州市 135 家健康管理（体检）机构信息管理系统评级情况

健康管理（体检）机构	数量	各级别所占比例（%）		
		A	B	C
三甲	10	90.0	10.0	0
公办	23	47.8	17.4	34.8
民营	53	67.9	20.8	11.3
社区卫生服务中心	49	32.7	30.6	36.7

二、电子健康信息

基本要求：加强信息系统的安全保障和受检人的隐私保护。C 级要求：

资料录入电脑保存，建立电子健康档案；未经受检者同意，不得擅自泄露受检者个人信息（体检结果的隐私保护）。B级要求：符合C级要求，且电子信息建档规范，并有备份，无错误信息；受检者个人信息隐私保护措施落实有效；科室有自查，职能部门有督查。A级要求：符合B级要求，且持续改进有效。

从电子健康信息得分情况来看，三甲健康管理（体检）机构得分最高，为9.7±0.7分；社区卫生服务中心得分最低，为7.4±2.3分（见表5-14和图5-8）。从电子健康信息评级情况来看，三甲健康管理（体检）机构中A级所占比例高于其他类型的体检机构，为90.0%；社区卫生服务中心中C级所占比例高于其他类型的体检机构，为30.6%（见表5-15）。

表5-14　2020年苏州市135家健康管理（体检）机构电子健康信息得分情况（$x \pm s$）

健康管理（体检）机构	电子健康信息
三甲	9.7 ± 0.7
公办	7.4 ± 3.1
民营	9.3 ± 1.4
社区卫生服务中心	7.4 ± 2.3

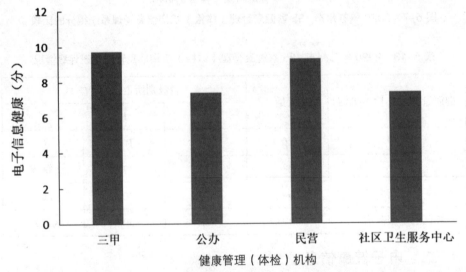

图5-8　2020年苏州市135家健康管理（体检）机构电子健康信息得分的比较

表 5-15　2020 年苏州市 135 家健康管理（体检）机构电子健康信息评级情况

健康管理（体检）机构	数量	各级别所占比例（%）		
		A	B	C
三甲	10	90.0	10.0	0
公办	23	47.8	21.7	30.4
民营	53	83.0	11.3	5.7
社区卫生服务中心	49	36.7	32.7	30.6

三、健康管理服务

基本要求：开展健康管理风险评估，落实干预措施及跟踪随访。C 级要求：通过采集的健康风险信息，能对常见慢病开展疾病风险评估；通过健康档案（体检及问卷信息）及风险评估报告，出具健康管理方案，并采取健康干预措施；进行电话随访或跟踪随访，并有相关记录。B 级要求：符合 C 级要求，且健康管理服务落实有效，并有记录；科室有自查，职能部门有督查。A 级要求：符合 B 级要求，且持续改进有效。

从健康管理服务得分情况来看，三甲健康管理（体检）机构得分最高，为 7.9 ± 2.2 分；公办健康管理（体检）机构得分最低，为 5.4 ± 3.1 分（见表 5-16 和图 5-9）。从健康管理服务评级情况来看，民营健康管理（体检）机构中 A 级所占比例高于其他类型的体检机构，为 52.9%；社区卫生服务中心中 C 级所占比例高于其他类型的体检机构，为 51.1%（见表 5-17）。

表 5-16　2020 年苏州市 135 家健康管理（体检）机构健康管理服务得分情况（$\bar{x} \pm s$）

健康管理（体检）机构	健康管理服务
三甲	7.9 ± 2.2
公办	5.4 ± 3.1
民营	7.1 ± 3.3
社区卫生服务中心	5.9 ± 3.0

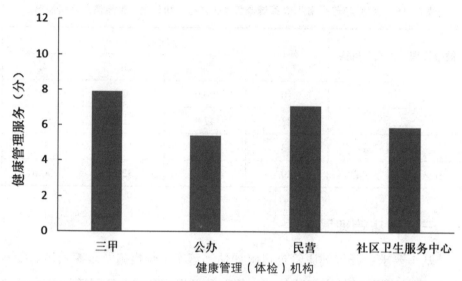

图 5-9　2020 年苏州市 135 家健康管理（体检）机构健康管理服务得分的比较

表 5-17　2020 年苏州市 135 家健康管理（体检）机构健康管理服务评级情况

健康管理（体检）机构	数量	各级别所占比例（%）		
		A	B	C
三甲	10	50.0	40.0	10.0
公办	23	13.0	43.5	43.5
民营	53	52.9	19.6	27.5
社区卫生服务中心	49	22.4	26.5	51.1

第四节　客户关系管理

客户关系管理评价标准主要为受检者满意度。

基本要求：开展满意度测评，逐步提高满意率。C 级要求：制定满意度测评表；定期对受检者进行现场满意度测评。B 级要求：符合 C 级要求，且满意度测评≥50 人 / 月（≥90 分为优秀，85~89 分为良好，80~84 分为合格，＞80分为不合格）；建立考核制度，如满意度下降，应有原因分析、改进措施、跟踪评价；科室有自查，职能部门有督查。A 级要求：符合 B 级要求，且持续改进有效。

从受检者满意度得分情况来看，民营健康管理（体检）机构得分最高，为7.7±3.0分；社区卫生服务中心得分最低，为4.4±3.5分（见表5-18和图5-10）。从受检者满意度评级情况来看，民营健康管理（体检）机构中 A 级所占比例高于其他类型的体检机构，为56.6%；社区卫生服务中心中 C 级所占比例高于其他类型的体检机构，为68.7%（见表5-19）。

表5-18 2020 年苏州市 135 家健康管理（体检）机构受检者满意度得分情况（$\bar{x}\pm s$）

健康管理（体检）机构	受检者满意度
三甲	5.4 ± 4.0
公办	6.4 ± 3.3
民营	7.7 ± 3.0
社区卫生服务中心	4.4 ± 3.5

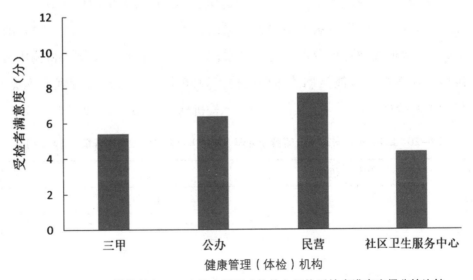

图5-10 2020 年苏州市 135 家健康管理（体检）机构受检者满意度得分的比较

表 5-19 2020 年苏州市 135 家健康管理（体检）机构受检者满意度评级情况

健康管理（体检）机构	数量	各级别所占比例（％）		
		A	B	C
三甲	10	30.0	10.0	60.0
公办	23	34.8	26.1	39.1
民营	53	56.6	20.8	22.6
社区卫生服务中心	49	14.6	16.7	68.7

第五节 科研能力

科研能力评价标准主要为继续教育情况。

基本要求：加大人才培训力度，提高体检人员在职教育培训的层次和质量。C 级要求：每年至少有 2 名及以上人员参加年度的质量控制培训学习。B 级要求：符合 C 级要求，且科室有自查，职能部门有督查。A 级要求：符合 B 级要求，且持续改进有效。

从继续教育得分情况来看，三甲健康管理（体检）机构得分最高，为 9.2 ± 1.6 分；社区卫生服务中心得分最低，为 4.6 ± 3.9 分（见表 5-20 和图 5-11）。从继续教育得分评级情况来看，三甲健康管理（体检）机构中 A 级所占比例高于其他类型的体检机构，为 80.0%；公办健康管理（体检）机构中 C 级所占比例高于其他类型的体检机构，为 56.5%（见表 5-21）。

表 5-20 2020 年苏州市 135 家健康管理（体检）机构继续教育得分情况（$x \pm s$）

健康管理（体检）机构	继续教育
三甲	9.2 ± 1.6
公办	4.8 ± 3.7
民营	8.2 ± 2.5
社区卫生服务中心	4.6 ± 3.9

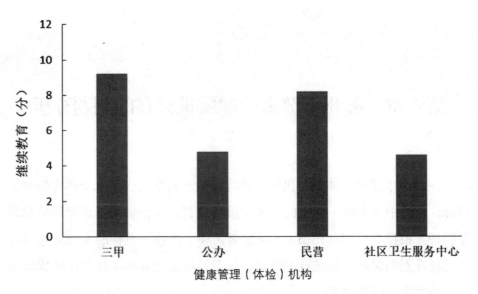

图 5-11 2020 年苏州市 135 家健康管理（体检）机构继续教育得分的比较

表 5-21 2020 年苏州市 135 家健康管理（体检）机构继续教育评级情况

健康管理（体检）机构	数量	各级别所占比例（%）		
		A	B	C
三甲	10	80.0	10.0	10.0
公办	23	21.8	21.7	56.5
民营	53	60.3	20.8	18.9
社区卫生服务中心	49	22.4	22.4	55.2

第六章 苏州市健康管理质量存在的问题分析

一些健康管理（体检）机构，体检前缺乏科学的讲解和个体化的套餐设计，体检中缺乏统一规范的专业化服务流程，体检后缺乏健康评估和跟踪管理。根据我们对苏州市135家健康管理（体检）机构的实际问卷调查和已经发表的文献资料进行的分析，发现目前健康管理（体检）机构健康管理质量存在许多问题。

第一节 健康体检质量控制体系问题

一、质量体系不完善

虽然我国已经逐渐开展健康体检质量控制，但是对于健康体检质量控制尚无明确的概念界定，导致相关部门对健康体检质量控制的监管内容不够清晰，在一定程度上影响了上级卫生行政部门对各类健康管理（体检）机构的质量控制管理。现有监管政策也不够细致。到目前为止，国家仅印发了《健康体检管理暂行规定》，其中包含 36 条规定，内容虽然很全面，但无具体测评指标和评分细则，无法直接用于质量控制督查，更无法将质量控制检查结果量化。2016年，《中华健康管理学杂志》编辑委员会和中华医学会健康管理学分会组织全国健康管理（体检）领域的相关学者，在深入调查研究和反复征询意见的基础上形成了《健康体检质量控制指南》，大大促进了健康体检质量控制的发展，但缺少强制性。各地自行制定的评分标准结构较为简单，也不统一。而且各个地方不同健康管理（体检）机构各方面条件差异比较大，因此评分标准可操作性和执行力不够强，没有发挥应有作用。同时，尚未建立统一的外部监管质量控制评价体系，现有研究多是针对某一机构体检的过程进行质量控制和管理，对于如何衡量各类健康管理（体检）机构的优劣，没有进行专门的研究，尚缺少统一的健康管理质量评价体系。

二、健康体检质量意识不强

质量意识是一个健康管理（体检）机构从领导决策层到每一个员工对质量、质量工作的认识和理解的程度，这对质量行为有着极其重要的影响和制约作用。在 ISO 质量体系中，"质量"被理解为一组固有特性满足要求的程度，其中，满足要求是指满足明示的、通常隐含的（如一般习惯等）或必须履行的需求或期望。广义地讲，质量包括过程质量、产品质量、组织质量、体系质量及其组合的实体质量、人的质量等。质量意识应该体现在每一位员工的岗位工作中，也应该体现在一个单位最高决策层的岗位工作中。它是一种自觉地去保证健康管理（体检）机构的硬件及软件质量、流程性质量、材料质量、工作质量和服务质量，以满足顾客需求的意志力。质量意识是健康管理（体检）机构生存和发展的思想基础。有质量意识的员工和领导层，不会仅限于被动地接受对健康管理服务质量的要求，而是会不断地关注健康管理（体检）机构的服务质量，且提出改善意见，促进健康管理质量的持续提高。

当前，一些健康管理（体检）机构主要关注经济效益，对体检质量的重视不足。这次调查的结果反映出一些健康管理（体检）机构领导层和员工的质量意识都不高，这大大影响了健康管理水平和质量的提升。

第二节　具体管理质量问题

一、缺少个体化的体检套餐

目前，很多健康管理（体检）机构虽然推出各种各样的体检套餐方案，但套餐分类的主要依据是消费能力以及职业因素，并未根据每个个体的实际健康状况而给出个体化建议。一方面，造成大多数健康人群在不必要的体检项目上增加支出；另一方面，潜在患者失去了在体检中早期发现疾病征兆的机会。部分健康管理（体检）机构在体检中心设有咨询医师，可根据用户的诉求给予相应的建议，但也是在体检套餐之上做加法，通常都是建议用户增加一些单项的检查，其实质是为健康管理（体检）机构增加创收的渠道。

体检项目设置缺乏规划，科学性及个性化不足。体检项目应依据科学的指标和手段，并结合个人具体情况（包括性别、年龄、职业、家族遗传等）、需求及经济承受能力进行个性化定制。而当前健康管理（体检）机构体检项目设置随意性较大，虽然事先采集了个人相关信息，但仍多是流于形式，在实际操作中，并没有根据个人情况进行定向性设置，只是硬性地给个人提供固定的体检套餐选择，不仅未能达到满足个人需求的检查效果，而且增加了受检者的经济成本。

二、对体检结果的解读不够，体检后的健康管理服务没有跟进

一些健康管理（体检）机构提供的报告中，除了各个项目的检测值和参考值范围外，也包含一些重要异常指标的注释和总检医生的建议。但这些总体建议并不能让用户对自己的体检结果有充分的了解。造成这一现象的原因有二：一方面是受检者医学知识的限制；另一方面是总检报告往往较为简单、模式化，对受检者在饮食、运动、生活方式方面的建议也较为笼统。通常受检者体检完，与体检中心的联系就中断了，体检中心也没有根据体检数据找出有健康管理需求的人群，没有为之提供基础的健康管理服务，更没有为高风险人群提供持续的健康管理服务。

三、健康管理（体检）机构硬件环境及体检设备水平参差不齐

首先，一部分机构体检场所设置不合理，未能设置单独的体检空间及

体检设备，参检人员与患者共用检查设备，存在交叉感染风险。其次，体检仪器设备的配备差异性大。为了追逐利益最大化，部分健康管理（体检）机构出现购买正规医疗机构更换下来的老旧设备或淘汰设备，甚至选用未经卫生行政部门批准或未经医学证实在临床上有诊断价值的检查设备的现象，这会使检验结果的精确性大打折扣。在检验试剂的选用上，部分机构选用廉价或自制试剂，这也会降低检验结果的精准度。

四、参检医务人员的素质、资质及专业水平存在差异

当前一些健康管理（体检）机构人员管理混乱，相关从业人员的资质、专业技术能力及素质差异较大。有些健康管理（体检）机构聘用经验不足甚至是不具备必要资格证书的从业人员，其缺乏专业化、系统化的培训，甚至不具备相关专业知识，难以保证体检过程的科学性和严谨性，更难以保证健康管理服务的精准性，在一定程度上影响了健康管理的质量。

五、体检流程设置缺乏科学合理性、规范性

一些健康管理（体检）机构缺乏详细、严密的流程设置，各项检查环节设置相对随意，各岗位科室责任不明确，衔接不畅，且医务人员没有细化的、严格的操作流程要求，容易出现一些违规或不合规操作。此外，缺乏突发应急预案，若出现突发状况，将引发安全隐患。

六、对一些简单的检查项目，检查不规范不认真

一些健康管理（体检）机构，对一些简单的检查项目，检查不够规范、严格。例如，体重、身高、腰围等项目虽然检查简单，但有很重要的健康意义。检查体重要求将体重秤放置在平坦的硬地面上，受检者男性穿短裤，女性穿短裤、背心，站立秤台面中央。一些健康管理（体检）机构在检查体重时操作不规范，受检者在检查时穿鞋或穿很厚的衣服也不劝阻，最终导致体重结果不准确。

七、团体健康受检者的组织管理存在问题

团体健康体检管理中最常见的问题之一是组织管理问题。在进行团体健康体检管理时，由于体检人员较多，且体检的时间较紧张，人员较为集中，受检者在检查时很难享受到舒适的体检服务，体检质量受到影响。除此之外，一些医院的体检科没有完全独立出来，导致医院的体检科室在面对团体健康体检时常常力不从心。某些检查时间较长的体检项目（如 B 超检查）会出现体检人员和患者一起候检的情况，容易造成院内感染。因为病人优先，受检者通常等待的时间较长，影响体检心情，埋下纠纷隐患。拥挤、漏登造成体检项目减少往往也是团体健康体检难以避免的问题之一。另外，团体健康体检有时会出现秩序混乱问题。在进行大团体健康体检时，部分受检者会在体检场所内高声喧哗、乱走动、乱扔垃圾、吸烟等，不听从医护人员安排，出现秩序混乱问题。

八、一些基层医院健康体检档案管理质量水平低，档案利用率低

一些基层医院健康体检档案管理质量水平低、档案利用率低，这主要与工作人员的责任心与专业能力有关。这一问题主要体现在两大环节上，一是体检相关信息调查内容不全，书写不规范，缺乏完善的管理机制；二是健康体检档案的信息利用不足。健康体检档案管理工作是一项长期系统且相对烦琐复杂的工作，需要工作人员具备高度的责任心与优秀的业务能力。但当前一些基层医院中部分从事档案管理的人员并未接受过系统、专业的教育培训，缺乏相应的专业知识与技能，同时也缺少对现代化技术的学习，很难运用计算机技术、信息技术等推动医院档案管理的改革，因此，部分基层医院健康体检档案管理水平低、档案利用率低，更缺乏对健康体检资料的统计分析，使大量的健康体检资料失去应有的价值。

九、受检者信息登记细节不完善

一些健康管理（体检）机构中没有专职的检查受检者体检表填写情况

的人员，因此，出现了部分受检者个人信息填写不完整，甚至有以虚假名字填表的情况，造成事后的数据统计不准确、不清晰，调取数据时也存在很多问题。同时，由于受检者采用的是手动填写的方式，有时还会因为笔迹不清、信息不全、登记员责任心不强等，造成电子数据库内的相关信息录入不全，在原有登记细节不完善的基础上，更加剧了电子信息系统中受检者健康信息的缺失，影响受检者的筛查，同时也给未来的流行病学和统计学的数据处理带来极大影响。

十、健康体检宣传力度不足，受检者重视度不足

目前，一些医院的体检中心较少直接对外实施宣传推广工作，尤其是健康意识的普及方面，因而一些受检者体检意识不强，社会上主动定期体检的人数有限，部分体检者随意性强、专注性不足，到院后多表现出例行公事、走流程的状态，难以积极配合医护人员开展相关工作，给健康体检工作效率以及健康体检结果都带来了不小的负面影响。

十一、对特殊人员的体检筛查不足

一些健康管理（体检）机构在体检过程中，分诊制度尚不完善。一些孕期女性等特殊人员在体检时，自身未注意到个别体检项目可能存在的危害，同时医院由于对受检者具体情况了解不足，也难以起到有效提示的作用，易引发事后医患纠纷，影响工作质量。

一些受检者是因为患有某种疾病才想要进行体检的，这类受检者与普通受检者在同一通道内流动、检查，易加大交叉感染的风险，给健康者带来危险，也可能加大患病者病情加重的风险。

十二、健康体检报告质量问题

一些健康管理（体检）机构的体检报告中存在基本信息不全或错误的情况，包括受检者的姓名、性别、年龄不全或错误，甚至照片、体检进行的时间等情况核对不细，产生错误等；体检报告中的指导建议缺乏科普

化、个体化、人性化；受检者隐私保护出现疏忽；体检结果缺乏统一的诊断标准或没有严格的执行标准，造成各个机构体检结论不一致也是健康体检报告中的常见问题。这些问题均会造成数据统计分析工作无法进行，影响健康信息化规范管理。

十三、一些体检项目和仪器设备缺少专业认证，测量结果不准确，误导受检者

一些体检项目和仪器设备缺少专业认证，测量结果不准确，容易误导受检者。例如人体成分测量，一些健康管理（体检）机构会使用生物电阻抗法（BIA法），即利用人体不能感知的非常微弱的电流来测定体内电阻，从而计算出体脂肪率等人体成分数据。这种方法本来就不是最准确的方法，但便宜、方便、无创伤，可每日重复使用，便于持续评价，常常被一些健康管理（体检）机构采用，但由于生产厂家种类太多，测量结果不稳定，质量难以保证，又缺乏与精标准的比对，结果容易对受检者产生误导。

十四、健康管理学科建设重视不够，缺少规划，基础和内涵建设也较薄弱

从目前各个地方健康管理学科发展来看，各地健康管理（体检）机构的主要精力放在如何提高经济效益方面，对于健康管理学科建设的重视不够，缺少规划，基础和内涵建设也很薄弱，健康管理学科建设已经成为发展的瓶颈和最需要解决的关键问题。健康管理中心多学科协作健康管理不够，科学研究体系和人才培养体系不健全，缺少有力的激励机制，年轻人在健康管理实践中发现问题和解决问题的能力不够，申报科研课题的积极性不高，没有形成健康管理研究团队，缺少提供一流的全程健康服务品质、打造一流体验、培育一流品牌的理念，相关科研成果转化和适宜技术应用不足，这些都限制了健康管理的发展。

第七章　苏州健康管理（体检）机构质量管理发展建议

第一节　健康管理发展趋势分析

2000年以来，我国健康管理学科和健康管理服务业已从开始起步发展为社会经济持续发展的重要推动力之一。随着医疗卫生体制改革的不断深化和健康中国建设的不断发展，健康管理市场体制壁垒已被打破，产业升级向纵深推进，健康管理服务业与多产业融合迈进，新业态、新模式不断涌现，健康管理将会焕发新的活力，得到更快、更深入的发展。

根据我国健康管理的相关研究，健康管理的发展趋势主要表现在以下几方面。

一、政策红利持续释放，健康管理产业路径日益清晰

健康管理服务业关系民生福祉，关系经济发展。首先，在国家层面，随着"健康中国2030"战略的持续推进，健康服务业已逐渐占据政策规划顶层设计的重要位置。2013年10月，国务院公布的《关于促进健康服务业发展的若干意见》（国发〔2013〕40号）不仅首次明确了健康服务业的内涵外延，而且进一步明确了市场和政府的边界，"非禁即入"体现了以市场配置为杠杆，以减少行政审批关卡为突破口，向社会资本全面、平等开放的变革思路。此后，国家陆续出台一系列利好政策，在"保基本、兜底线"的基础上，推进社会力量在"非基本"的健康服务领域"唱主角"。其次，在区域层面，各省区市也以此为契机先后公布了地方促进健康服务

业发展的规划及政策举措，延续政策核心并逐步细化实施内容。

二、医疗卫生服务覆盖面扩大，重心下沉渐成趋势

随着人民群众医疗服务需求的持续释放和新医改、分级诊疗制度的不断推动，来自供需双方的驱动促使我国医疗服务体系不断完善和下沉。与此同时，政策机制创新和技术创新带动医疗卫生服务产业链加速重整和优化，民营医院、医生集团、互联网医疗等新业态不断涌现，并催生出医疗联合体（以下简称"医联体"）、新零售及互联网医院等更为丰富的应用场景。而精准医学、智慧医疗、再生医学、转化医学、协同医疗等领域的科技创新也在不断颠覆传统医疗卫生服务方式，这也在很大程度上促进了健康管理产业的发展。

三、健康管理与促进服务产业链初步形成

健康管理与健康促进服务是健康服务业增量的重要主体之一，并由此衍生出多种新兴业态。经过20余年的探索与实践，我国健康管理服务市场初具规模，相关产业链逐步建立，主要由医疗服务机构、健康管理服务机构和健康支撑产业相关企业、健康保险服务机构等组成。健康促进医院是创造健康促进支持性环境的重要抓手之一，在中央有关项目的支持下，全国已有超过3 000家医院开展健康促进医院试点建设工作。国家基本公共卫生服务项目拓展至14大类51项，人均经费补助标准提高至55元，进一步推进了基本公共卫生服务均等化，提升了居民获得感，目前，国家正在推进全方位全生命周期的健康管理服务。健康管理（体检）机构作为产业链中承上启下的重要环节和服务主体，近年来市场扩容明显，2017年，健康体检近5亿人次，市场容量超过1 300亿元，近五年市场容量年均复合增长率为25%左右。移动互联网、大数据及可穿戴设备等创新科技应用为优化健康管理服务模式提供了更便捷的途径，数字化驱动的"互联网＋健康管理"时代已悄然来临，2018年，互联网健康管理产业规模超过900亿元。2017年8月，国家卫生和计划生育委员会（现为国家卫生健康委员

会）批准新增包括健康体检中心在内的5个独立医疗机构类别。相关数据显示，2017年，全国健康体检市场中社会办健康体检机构占比约为10%，在过去5年中增长了近4倍。经过20余年的探索与实践以及相关政策的支持，我国健康管理服务市场初具规模，相关产业链逐步建立，为今后更快、更高质量的发展奠定了重要基础。

四、商业健康保险市场规模持续增长

我国新医改方案进一步明确了商业健康保险可涉足基本医疗保障。近五年，商业健康保险随社会医疗保险的发展而快速发展，两者相互依赖、共同发展。根据中国保险行业协会发布的相关数据，2018年，商业健康保险原保费收入突破5 000亿元，商业健康保险占全行业保费收入的比重超过12%；统计区域内常住人口平均保险费金额超过300元／人。2012—2017年商业健康保险费收入五年复合增长率达38%，而同期财产险年均增速不足10%，商业健康保险已明显成为商业保险发展新的重要增长点。商业健康保险市场规模的持续增长，为健康管理持续发展开辟了新的路径。

五、社会经济融合发展正在向纵深推进，使得健康幸福产业焕发新的活力

随着消费结构升级步伐的加快，旅游、文化、体育、康复、养老"五大幸福产业"快速发展，民生改善持续推进，民众获得感和幸福感不断增强。作为其中的重要组成部分，健康产业与各产业逐步进入深度融合、协同发展的新阶段，"健康＋旅游""健康＋养老""健康＋体育"等新业态不断涌现。2015年11月，国家旅游局（现为中华人民共和国文化和旅游部）和国家中医药管理局联合下发了《关于促进中医药健康旅游发展的指导意见》，首次正式提出了"中医药健康旅游"的概念。2017年5月，国家卫计委（现为国家卫健委）、国家旅游局（现为国家文化和旅游部）、国家发展和改革委员会、财政部、国家中医药局五部委联合发布的《关于促进健康旅游发展的指导意见》，首次提出了"健康旅游"的概念，它作为

健康服务和旅游融合发展的明星业态，近年来备受市场和资本的高度关注，健康城镇类的健康旅游项目开展得如火如荼。2017年6月，五部委联合公布了首批13家健康旅游示范基地名单。另外，我国自2000年迈入老龄化社会之后，人口老龄化程度持续加深。根据国家统计局发布的数据测算，2025年"十四五"规划完成时，65岁及以上的老年人将超过2.1亿，约占总人口数的15%，从轻度老龄化进入中度老龄化阶段。如果以60岁及以上作为划定老年人口的标准，中国的老年人口数量到2050年时将接近5亿。从2013年起，政策上开始鼓励民间资本参与健康养老产业，中国健康养老产业的政策主题先后经历了"跨界产业融合""医养结合＋金融支持＋智慧养老""'十三五'规划年"以及"质量提升年"的变迁，五年来出台相关政策约138项，政策体系逐渐细化落地。国务院新闻办公室发布的《改革开放40年中国人权事业的发展进步》白皮书中提到，截至2017年，全国有养老机构、社区养老服务设施、互助型养老设施等各类养老服务机构15.5万个，床位744.8万张。整体而言，从提速到提质，中国健康养老产业开始进入重质时代。伴随政策优惠、科技创新和消费升级三重利好的加持，中医药健康产业迎来了绝佳发展契机。首先，在政策导向上，对设立中医诊所和中医人才考核降低了门槛限制；其次，智慧化辅助诊疗系统、智慧中药房、智能中医设备等新技术的应用，助力中医健康管理服务模式变革；最后，随着国民收入提高和消费升级，中医药大健康产业市场规模持续保持两位数的高速增长，2017年已达17 500亿元，同比增长21.1%。

六、区域健康服务业高地初显，示范效应良好

当前，大力发展健康服务业在全国各地已呈燎原之势。部分地区因地制宜，依托自身优势特色，在积极探索下逐步形成了若干经济和社会效益良好、有较强市场竞争力和影响力的健康服务业发展模式，在传统医疗服务转型升级、创新发展、融合集聚、新业态培育等方面积累了一定的实践成果和典型经验，示范效应初露端倪。区域健康服务业发展的可行路径主

要在于：针对当地相关薄弱环节出台相应扶持政策；因地制宜地制定与当地整体发展目标和自然资源匹配的健康服务业发展目标；产业集群化带动健康服务业发展；各个地方社会经济的发展和健康需求的增加，带动高质量的健康管理服务的发展。

七、健康保险新规的出台促进健康管理服务进一步高质量发展

2020年9月9日，中国银行保险监督管理委员会（以下简称"中国银保监会"）办公厅发布的《关于规范保险公司健康管理服务的通知》（以下简称《通知》）对健康管理行业来说，无疑是重大利好。与此同时，《通知》对保险公司设计健康管理内容、开展第三方合作等事项提出了具体要求。

《通知》进一步明确了健康管理服务概念和分类。何为健康管理？由不同的主体实施、在不同的应用场景下，可以有太多答案。在健康保险支付范围内，《通知》对健康管理做出了定义，即：对客户健康进行监测、分析和评估，对健康危险因素进行干预，控制疾病发生、发展，保持健康状态的行为，共包含健康体检、健康咨询、健康促进、疾病预防、慢病管理、就医服务、康复护理七大类。上述分类体现了对客户进行全周期管理的原则，从健康体检到疾病预防，再到之后的慢病管理，以及就医后的康复护理，是完整的链条，体现了新规对健康管理的更系统的要求。

《通知》强调健康管理服务的科学合理。目前，保险行业开展的健康管理业务在一定程度上存在服务质量不高、服务内容繁杂、服务边界不清的问题，甚至被异化为揽客工具和手段。《通知》明确，健康管理服务的最终目的是提升健康水平、降低疾病发生率，因此，要求健康管理内容遵循科学性、合理性、安全性、有效性、客观性等原则。保险公司根据自身服务能力、客户需求和健康保险业务特性，科学合理设定健康管理服务内容、确定服务价格。实际上，健康险的价值应该体现在有效性上，应该通过医疗服务和健康管理转移支付，让用户降低生病的风险。

《通知》完善了健康管理服务的运行规则。保险公司开展健康管理

服务，需要由内部团队和第三方来共同进行。《通知》对保险公司组织管理、制度建设、从业人员、人才培养、信息系统，第三方服务机构的合作范围和资质条件、遴选考核、合作协议、服务监督、质量评价等都进行了明确规定。这也意味着保险公司对外采购健康管理服务、与第三方合作的过程，既是正常的商业合作，又要按照《通知》的规定，对供应商严把质量关。

《通知》强化了健康管理服务的监督管理。《通知》明确了保险公司开展健康管理服务的合规要求和内部问责机制，对保险公司开展健康管理服务的信息报送、重大事故应急处置与报告等提出了要求。通过各项规则来促进健康管理真正发挥价值。《通知》将激励保险公司进行健康险产品的供给侧改革，并倒逼健康管理服务标准、服务质量等不断提升。在新规的促进下，未来健康管理企业与保险公司的合作将越来越宽广和深入。保险科技企业要利用其优势积累，开发真正有价值的产品，促进健康险与健康管理的融合。推动保险公司甚至保险行业建立健康管理服务平台，通过平台对供应商进行标准化管理，建立供应商准入标准、退出机制。同时，围绕细分人群或保险产品建立相应的健康管理服务体系库，搭建标准化服务内容。从多维度、多层次结合健康管理服务设计保险产品，为参保人提供更全面、更有效的健康保障，这将是全行业发展的必由之路。这些都会全面促进健康管理服务高质量发展。

2021年，我国开启"十四五"全面建成小康社会，全面建设社会主义现代化国家新征程，进入高质量发展的新阶段，健康中国建设将更加广泛、深入地开展，我国健康管理的建设与发展也将进入新的发展阶段。

第二节　苏州健康管理质量发展建议

我国健康管理学科建设要高质量发展，需要从以下四个方面进一步加强各地健康管理（体检）机构健康管理学科建设：一是促进健康管理机构发展规模化、流程规范化、质量控制标准化、建设体系化的跨越式发展；

二是促进健康管理学科的人才培养、科研提升、健康管理适宜技术的转化落地以及行业对健康管理学科的认可；三是促进健康管理的理论与实践创新；四是促进行业健康文化建设。

健康管理质量包括五大要素：人、设备、材料、方法与环境。在这五个要素中，"人"是处于中心位置的。保证质量的关键在于人，要把健康管理质量做好更在于人，人必须有质量意识，这也是对"人"的质量的要求。同时要有高质量的设备、材料，准确科学的方法以及有利于质量提高的硬件环境和人文环境。

苏州作为我国健康管理服务比较先进的地区，需要率先在提高健康管理质量上发挥积极作用。笔者针对目前健康管理（体检）机构健康管理质量存在的问题，结合健康管理发展趋势以及高质量健康管理的需求，提出如下建议。

一、进一步完善健康管理服务标准化体系建设

针对健康管理服务重点环节，例如健康体检、健康咨询、健康促进、疾病预防、慢病管理、就医服务及康复护理等，需要建立一套更加完善的健康管理服务的标准化体系，需要针对健康管理的三大环节开展标准化研究，建立健康信息收集标准、健康体检操作标准、体检报告标准、健康风险评估标准、体检后的健康管理追踪服务标准，形成一系列地方健康管理标准，规范健康管理服务，推动苏州健康管理质量全面提高。

二、全面提高健康管理的质量意识

质量意识是今后健康管理（体检）机构生存和发展的思想基础。有质量意识的员工和领导，会不断地关注和跟踪健康管理的质量，不断提出改善意见，促进健康管理质量的提高。在质量意识当中，人才是质量管理的第一要素，对质量管理的开展起决定性作用。质量意识的形成、巩固和发展都有赖于质量教育。质量教育的目的就是促进员工质量意识的形成，也就是说，质量意识的建设依赖于质量教育。质量教育不仅包括办班上

课、各种培训，更重要的是平时通过开展相关活动对员工进行潜移默化的教育。

政府部门和健康管理质量控制管理机构应当进一步加强对全市各类健康管理（体检）机构的领导，更多地对健康管理（体检）机构员工开展质量意识的培训，建立严格的健康管理质量奖惩机制，培育一批健康管理质量较高的示范机构，全面提高我市健康管理（体检）机构的质量意识。

三、建立严格的健康体检质量内部控制体系

建立健康体检质量控制明细标准。各个健康管理（体检）机构应当根据自身情况制订质量控制和评价标准，制订详细的流程细则。根据明细指标，进行监督评估、量化细分指标、评分考核，将精细化管理运用到健康体检中，将体检各环节进行精细化管理，明确各科室岗位职责，严格把控各环节操作规范，定期检查反馈，落实并整改检查问题，从而建立发现问题、整改问题、检查落实情况的良性管控系统。以保证体检质量为重点，强化质量控制环节，降低出错率，从而达到便于操作和持续改进的目的。

当前，虽然国家越来越重视健康体检行业的质量控制，但我国健康体检行业的质量控制道路仍处于探索阶段，多数研究也停留在质量内部控制系统上，并不能形成全面、多方位、立体化的质量控制体系。实际上，质量控制体系的完善，仍需要内部控制与外部监督相结合，做到内外兼修。只有这样才能形成相互促进、互为补充的双重保障体系，这样才能切实引导健康体检行业良性发展。

四、加强区域性健康体检质量控制组织建设，建立健康体检质量外部监督体系

随着人们对健康的重视程度的日益增强，仅仅依靠健康管理（体检）机构内部的质量管理，已无法满足人们日益增长的健康需求。苏州应该结合本地健康管理（体检）机构的特点，积极学习先进省区市的经验，在现有健康体检质量控制组织的基础上，尽快开展相关工作，规范健康体检市

场。通过区域性健康体检质量控制组织的定期质量检查，确保全市健康管理（体检）机构健康管理质量的不断提升。

当前健康体检质量控制的研究或实施多是以内部质量建设为重心的，而借助第三方组织进行外部质量监督的研究及应用仍处于起步阶段，尚未引起足够的重视。而在健康体检行业，外部监督在整体质量控制监督体系中是必不可少的一环。

进一步完善健康管理质量控制体系，可以使健康质量管理控制事业再次迈上新台阶。定期或不定期进行健康管理质量控制检查，不断发现健康管理质量问题，着力提高健康管理专业水平，规范健康管理专业行为，提升健康管理服务质量，能够使百姓享受到优质高效的全生命周期健康管理服务。

行业组织与健康体检质量控制中心作为第三方监督的一个组成部分，其责任更凸显其专业性特点。由于体检质量监控涉及的医学知识专业性较强，需要专业化的质量控制管理技术及手段，因此，应以医学专业角度设定科学的质量控制监测指标，细化各项质量控制评估标准，并定期对各健康管理（体检）机构进行现场质量控制督查，如衡量评定场地设置合理性和体检环境、设备配备、试剂质量、操作流程合规性及检验结果的准确性等。此外，还应兼具体检质量控制的推进和宣传作用，及时传达国家新的健康体检要求和标准，定期召开培训和工作会议，组织各健康管理（体检）机构相关责任人及时领会执行国家新标准，对年度质量控制督查工作进行总结，对各级各类健康管理（体检）机构存在的共性问题、个别现象和整改情况进行分析；同时进行参检人员技能培训，加深各级人员对质量控制的标准理解。

引进社会专业机构进行例行调查及满意度调查。满意度调查通常可以分为机构内部调查和聘请专业第三方调研机构两种方式，机构自己组织满意度调查虽然具有便捷及低成本的好处，但是往往调查的专业性及客观性不足，容易演变成"走过场"，并不能发挥实际作用。因此，越来越多的医疗机构选择聘请专业的第三方调研机构进行调查。健康管理（体检）机构可以通过专业第三方调研机构，对受检者进行现场问卷调查，从而了解服务感受。第三方调研机构除在调查指标设计、调查手段上更具科学性与客观性外，数据分析方式也通常更专业，可使报告结果更细化、更深入，指导意见更具指向性。

以暗访人员暗访现场的形式进行服务监测。暗访人员的调查形式更具专业性，主要是让受过专业培训的调研人员装扮成普通的受检者，对健康管理（体检）机构进行服务评价。普通的受检者可能对健康管理（体检）机构的某些服务并不重视或者不具备相关知识，无法进行相关服务的评价。暗访人员则可以弥补相应的空白，其可以在前期参加专业的培训，因此在实地调查中，能更专业、更具针对性地监查相关问题。

通过媒体的信息公示，发挥媒体的监督作用。当前部分健康体检质量控制中心已建立自己的网站信息平台，以便于区域内各健康管理（体检）机构及时掌握质量控制中心的最新政策或活动信息，同时公布质量控制中心对各健康管理（体检）机构的检查结果及第三方调研机构满意度调查报告等，将检查不合规机构、整改期限及方向等信息进行公开通报，在有利于民众掌握相关信息的同时，还可督促机构进行整改落实。除了网站信息平台外，还可以通过报纸、电视、电台等多种媒体形式，确保检查结果的公开透明，进而引起行业重视，营造良好规范的健康体检市场氛围。

五、引进先进管理理论，强化健康管理质量

健康管理质量的持续改进是保障健康管理工作顺利开展、促使服务质量达标的关键。健康管理质量是指受检者从健康管理服务中实际获得的健康管理技术及生活服务效果，直接影响受检者的生命健康、疾病早期预防的服务质量及医院健康管理（体检）机构的形象。因此，在健康管理（体检）机构健康管理质量持续改进工作中，如何提供优质健康管理服务，提高健康管理的科学性，确保健康管理的人性化，成为当前健康管理工作者的重点研究课题。

PDCA 循环法是美国质量管理专家戴明于 1954 年提出的，它分为计

划、实行、检查、处理四个阶段，属于一个不断循环、持续向上的改进过程。PDCA 循环的含义是将质量管理分为四个阶段，即 plan（计划）、do（执行）、check（检查）和 act（处理）。在质量管理活动中，要求对各项工作制订计划、计划实施、检查实施效果，然后将成功的纳入标准，不成功的留待下一循环去解决的顺序安排好。PDCA 循环法是健康管理持续质量改进中有效、科学的管理方法，针对具体问题进行四个阶段的有效处理，持续改进质量。

全面质量管理是一种以质量为中心，建立在全员参与基础上的管理方法。其目的在于获得长期的社会效益和经济效益。在全面质量管理中，"质量"这个概念和全部管理目标的实现有关。《质量管理和质量保证——词汇》（ISO 8402-1994）中对全面质量管理的定义是：一个组织以质量为中心，以全员参与为基础，目的在于通过让顾客满意和本组织所有成员及社会受益而达到长期成功的管理途径。各类健康管理（体检）机构可以借鉴全面质量管理的理念，提高健康管理的质量。

六、建设一支高质量的健康体检与健康管理的人才队伍

加强健康管理（体检）机构管理人员和医务人员队伍的建设迫在眉睫。在过去的几十年中，健康体检工作未受到太多的重视，导致从事健康体检的医疗人员多为长时间脱离临床工作的退休返聘人员，极易造成专业技术水平的下降，进而影响健康体检的质量。此外，随着健康保健意识的增强，人们越来越重视体检结果的准确性、可靠性，这也要求体检中心必须建设一支专业技术扎实的高水平体检人才队伍。因此，有必要充分发挥质量控制中心的作用，整合优势资源，定期举办健康体检质量控制培训学习活动，为各健康管理（体检）机构沟通交流提供良好平台，邀请优秀健康管理（体检）机构的管理者、医务工作者分享他们的质量控制经验，共同促进区域内健康体检质量水平的提升。

建设一支高质量的健康体检与健康管理质量控制的人才队伍，是健康管理质量的重要保证。苏州应当整合各个健康管理（体检）机构的优势资

源，邀请优秀健康管理（体检）机构的管理者、医务工作者分享他们的质量控制经验，定期举办健康体检质量控制培训班，为基层各健康管理（体检）机构沟通交流提供良好平台，共同促进苏州健康管理质量水平的全面提升。

七、加强健康管理（体检）机构的健康管理学科建设

从目前各个地方的健康管理学科发展来看，各地健康管理（体检）机构多将主要精力放在如何提高经济效益上，对于健康管理学科建设的重视不够。健康管理中心应当加强多学科协作健康管理，建立完善的科学研究体系和人才培养体系，建立积极的激励机制，鼓励年轻人积极思考，培养在实践中发现问题和解决问题的能力，推行多体系管理认证和全面质量管理，积极申报科研课题，建立多个健康管理研究团队，优化健康管理服务模式，完善健康管理服务流程，形成对客户的全流程、全方位的健康管理呵护，使健康管理保持一流的全程健康服务品质、打造一流体验、培育一流品牌，增强科技支撑，促进监测评价和研发创新，推动相关科研成果转化和适宜技术应用。致力于健康管理前沿的科学研究，加强与高校的合作，不断提升学科引领，形成医、学、研、产的运行模式，更好地促进区域健康管理行业的发展。

八、进一步完善有利于健康管理质量提高的环境政策

（一）进一步完善健康管理政策

近年来健康服务业相关政策不断出台，健康产业的发展已上升到国家发展战略的高度。为了保障健康服务业高质量、可持续发展，在有效保障基本医疗和健康服务的前提下，既要进一步深化"放管服"改革，建立更为公开透明的市场准入机制和高效便捷的服务体系，又要针对各方需求拿出一系列有针对性的实质性举措，满足社会迫切需求。可以预见，在支持社会力量提供多层次、多样化医疗健康服务的政策导向下，未来健康服务业发展支持政策体系和运行环境将不断优化。因此，苏州需要制定健康管

理地方政策，进一步建立和完善苏州健康管理政策和具体措施，大力支持健康管理的发展。

（二）进一步完善健康管理服务体系

自2013年以来，尽管我国健康服务业发展迅速，但总体来看，健康管理与促进服务较"小"、商业健康保险较"弱"的局面并没有改变。在国家大力推进分级诊疗体制和医联体建设、鼓励社会办医等一系列政策的支持下，多元化办医健康格局正在形成。

苏州作为我国社会经济发展的发达地区，如何为老百姓提供高质量的健康管理服务，对促进苏州社会经济高质量发展具有重要意义。苏州需要进一步完善健康管理服务体系，建立全方位、全生命周期的健康服务体系，扩大健康服务供给，制定满足人民群众个性化健康服务需求的重要举措，推动相关扶持政策和保障措施落地，鼓励各新业态加快尝试、不断升级，引领新的健康消费潮流。

（三）进一步创新健康管理模式

健康产业横跨三大产业，覆盖面广、产业链长、融合性强。随着生活方式转变、消费升级和产业跨界融合发展，来自科技、零售、地产等其他行业的新兴市场参与者与传统医疗健康服务市场参与者的跨界合作不断深入，苏州需要构建多元化应用场景，大力推进"健康＋养老""健康＋旅游""健康＋体育""健康＋互联网"等产业融合发展，催生出更多新型的健康服务商业模式，使产业生态圈不断扩大。

（四）进一步提高产品智能化

在数字化浪潮的大趋势下，近年来国家出台了一系列政策鼓励健康产业向数字化、信息化和智能化发展。以云计算、大数据、移动互联网等为代表的数字化信息技术已渗透至健康服务业的各个领域。人工智能技术在健康产业的应用非常广泛，包括手术机器人、医学影像智能化诊断、临床决策支持系统、个性化就诊体验、语音交互诊疗、新药模拟、健康信息数据挖掘等。苏州需要利用产业优势，进一步提高健康管理产品的智能化水平，构建一体化健康管理信息平台，通过健康管理信息平台的健康档案管理功能，与智能化疾病风险评估功能、个性化健康干预功能、健康体检功能等模块相集成，使从健康数据的收集、存储，到健康管理服务方案的设计、执行以及执行过程的监测、风险评估等全部实现健康服务的闭环管理，充分体现互联网、大数据等信息技术与健康服务的深度融合。

（五）进一步提高健康管理技术的精准度

作为受政策影响较深的细分领域，近年来，精准医学乘着健康中国和创新驱动两大国家战略的春风，尽享政策红利。随着基因组学和基因检测技术的飞速发展，精准医疗时代已经来临，不再停留在概念阶段，而开始真正实现个体化、差异化治疗，并逐步深入疾病早筛、癌症诊疗等领域。苏州需要在提高健康管理技术的精准度上积极发挥应有的作用，进一步促进区域健康管理高质量发展。

（六）进一步促进商业健康保险与健康管理的融合

2017年，中国保险监督管理委员会（现为中国银行保险监督管理委员会）发布的《健康保险管理办法（征求意见稿）》（以下简称《征求意见稿》）对推动商业保险和健康管理服务融合起到了重要作用，使得这一发展趋势更加明朗。《征求意见稿》明确指出：保险公司可以将健康保险产品与健康管理服务相结合，提供健康风险评估和干预，提供疾病预防、健康体检、健康咨询、健康维护、慢性病管理及养生保健等服务，其分摊的成本不得超过净保险费的20%。超过以上限额的服务，应当单独定价，不计入保险费，并在合同中明示健康管理服务价格。

目前在商业健康险市场上，各家保险公司都在积极尝试"保险＋健康管理"的模式，推出了不同的产品和服务，综合来看，有以下几种典型的形式。第一，细分市场，对客户进行区分，根据客户的健康状况提供不同的产品或服务，从而激发客户的健康意识。具有代表性的做法为在为定期寿险或重大疾病险定价时考虑被保险人是否吸烟，从而区分被保险人为优选体或者非优选体。优选体客户相比非优选体客户在保费上会有一定程度的优惠，优选体客户会有一种被奖赏的感觉，而非优选体客户会感觉自己是因为吸烟而被增加保费的。这一举措从保费支出的角度对客户进行了一定的筛选，对公司而言，可以在一定程度上起到降低未来理赔率的作用；而对消费者而言，通过保费刺激消费者要重视自己的身体健康，避免不健康的生活方式。第二，通过可穿戴设备来对客户的健康状况进行检测，并给客户提供一定的保费优惠，从而激发客户的参与意识及自我健康管理意识。比如，国内某知名保险公司在一款重大疾病险设计中明确标明：被保险人可以参与其"指定的运动记录平台活动"，在前两个保单年度内每日运动步数不低于10000步，则被保险人在第三个保单年度后罹患重大疾病可额外获得10%的保额赔付。这种形式，既可以增加客户的黏性，又可以激发客户的健康管理意识。第三，与第三方健康管理平台合作，给客户提供健康咨询服务及就医安排服务。这种形式在保险公司中的运用尤其广泛，保险公司给重疾保额或保费超过一定额度的客户提供一系列的服务，包括日常医疗电话咨询、预约挂号、国内知名专家电话咨询服务及手术安排、海外就医安排及相关服务等。这种形式作为商业保险的附加值服务，一方面可以起到宣传保险公司形象及促进销售的作用；另一方面与专业的健康管理公司合作，简单便捷、成本可控，因此备受保险公司欢迎。

2020年9月9日，中国银保监会办公厅发布了《通知》，这对健康管理行业来说，无疑是重大利好。苏州应当利用此契机，大力发展健康保险业，以促进健康管理事业的发展。

（七）通过积极的健康管理宣传，倡导生命全程健康管理理念

健康管理不能只是某一年龄阶段的管理，而应该贯穿于人的整个生命全过程，这样才能最大限度地发挥出它的效能。除基本公共卫生服务对象（即婴幼儿、孕妇、产妇和老年人）之外，还应为青少年和职业人群提供全面的健康管理。例如，对青少年，重点是以学校为主体，培养学生良好的生活习惯和健康的生活方式，提高学生的健康素养；对职业人群，把职业病防控、工作场所健康促进和健康管理结合起来，把疾病预防关口前移，促进劳动者身心健康发展。除临床预防服务之外，对在职人员还应开展疾病预防和健康促进服务（如健康促进计划、疾病预防项目、员工援助计划等）。苏州应将健康管理作为提高本市居民健康素养的基本策略来贯彻实施，在政策和宣传上全面倡导生命全程健康管理的理念，全面提高居民健康素养。

（八）积极开发健康管理的适宜技术，发挥健康管理在分级诊疗体系建设中的促进作用

加强对健康管理（体检）机构的管理和支持力度。苏州应建立以健康促进与教育专业机构为龙头，以社区卫生服务中心、学校、企事业单位、保险机构为主体，以社会健康管理（体检）机构为补充的健康管理工作体系。结合城乡的实际情况，以社区卫生工作实际开展能力为基础，鼓励各级卫生行政机构、基层服务机构积极开发健康管理的适宜技术。为保证健康管理的有序实施，尽快出台"健康管理工作规划"及其配套文件，明确各相关部门在健康管理工作中的职责。在条件成熟时，将健康管理纳入健康促进工作体系，进一步加强全国的健康管理工作。在当前大力推进分级诊疗政策的环境下，应考虑健康管理在分级诊疗体系建设中的促进作用，将健康管理融入分级诊疗的各级工作，积极发挥其在疾病预防与疾病康复中的作用。

（九）发挥社区卫生服务中心的平台作用，建立以社区为单元的健康管理网格化服务机制

社区卫生服务中心直接服务于基层的民众，随着分级诊疗制度的推进，未来将有更多的人到社区卫生服务中心就诊，短期内迫使社区卫生服务中心的人力资源向诊疗倾斜，开展公共卫生服务和健康管理的能力将会更加不足。应考虑运用将健康管理的工作从社区卫生服务中心分流出去的方法：对专业要求高的服务内容，比如预防接种、妇幼保健等工作仍保留在社区卫生服务中心，而一些可由健康管理师开展的工作可交给第三方公司；另外，加强社区卫生服务中心首诊的力度，为健康管理的开展提供便利。而社区卫生服务中心作为卫生服务的终端，掌握并管理着辖区居民的健康信息，无论是健康管理公司还是健康保险公司均需以社区卫生服务中心作为中转平台来为居民提供服务，这样做的好处在于能够规范数据模式，以便共享，同时能较大限度地保证数据的安全。社区卫生服务中心将健康管理等服务项目外包出去之后还需负责对承包公司的服务进行评价和考核。

（十）充分发扬中医的优势，将"治未病"的方法融入健康管理

中医"治未病"理念作为我国特有的医学经典理论，与源自西方的现代健康管理理念有异曲同工之处。所以，可由此入手，发挥"治未病"思想在现代健康管理中的引领作用，将祖国传统医学与现代西方医学相结合，推动健康管理的发展。通过中医体质辨识，对人的健康状况进行评估；通过中医保健、中医养生开展个体健康干预；通过推广中医文化，提高群众的健康意识和健康素养，最终达到增强体质、预防疾病、增加人民幸福感的目的。

（十一）建立健康信息共享机制，推动健康管理服务流程的规范建设

健康管理的首要问题是健康信息的采集和利用，这也是开展后续工作的基础。当前的任务是加快探索成立健康信息整合与管理的负责部门，制定工作程序、相关制度等，既要促成体制内、外各部门机构健康信息的共享，又要杜绝个人信息的外泄及商业化滥用。可尝试将各单位健康信息上传并存储在有资质的信息管理机构中。下游健康管理（体检）机构在征得信息所有者本人同意后可下载使用这些健康信息。主管部门负责监督信息存储的安全性。另外，健康风险评估是健康管理较为重要且技术要求也较高的环节。科学准确的评估是开展健康管理的必经之路，也是提高健康管理效率的关键。然而目前市场上各种健康风险评估工具可谓鱼龙混杂，缺乏有效的评价和监管。因此，需要尽快制定健康风险评估的技术规范，以循证医学为依据，鼓励开发适宜我国人群的健康风险评估工具，并推荐在社区中积极开展科学有效的健康风险评估。

应在大力发展健康管理产业的同时，严格规范健康管理工作内容、流程及主要技术手段，明确各类机构的准入标准、服务对象、服务项目、经营模式及从业人员要求等，加强对健康管理服务的监管。

（十二）加大健康管理人员培养力度，提高人员能力建设，建立有中国特色的健康管理队伍

健康管理的各个层面都存在着机构执行能力不足和人员短缺的问题。

解决问题需要从两方面着手，一是加大对现有从业人员的培训力度，开展以职业技能和岗位能力提高为主的培训：明确健康管理师、营养师以及心理咨询师等职业在健康管理服务中的职责和工作范围，提高其业务能力与服务技能，并使之取得执业资质之后再上岗，鼓励卫生医疗系统从业人员，尤其是年长的护理人员接受培训，转岗为健康管理的专业人员；二是加大专业人员的培养力度。鼓励医学院校开设健康管理课程甚至专业，大力培养专科及本科毕业生。同时宣传鼓励引导其他医学专业毕业生从事健康管理的相关工作。主管部门需要从我国实际情况出发，以群众实际需求为原则，以市场为导向，明确健康管理从业人员的能力要求，建立人员准入制度，使得进入行业的人员真正能够发挥专业特长。

（十三）理顺健康管理的收费渠道，解决健康管理工作经费不足的问题

目前，健康管理没有专项经费。来自国家财政的经费主要包括基本公共卫生服务经费以及国家各部委和地方的项目经费；社会资金的部分主要包括体检收入，而体检的收入真正投入到健康管理领域之中的较少，投入不足严重限制了健康管理的持续发展。为确保健康管理工作的长期性和经费投入的稳定性，建议将健康保险引入到基层健康管理服务中去，以社区卫生服务中心为平台，探索以医疗保险支付健康管理费用的模式，减少医疗费用支出。同时积极引入社会资源，为健康管理的资金来源广开渠道。一方面，将健康管理作为主动预防的手段纳入医疗保险的风险管控范围，并加快引入市场模式，倡导政府通过第三方服务采购，倡导企事业单位买单，补充社区卫生服务中心和企事业单位健康管理服务的不足。健康管理为医疗保险起到了节流的作用，所以从理论上讲医疗费用管理和支出方是有动机和意愿为健康管理买单的。将健康管理纳入医保预算既有利于制定国家卫生医疗支出的总体规划，又有利于健全医保系统的功能设置。一方面，可以设立专项资金，也就是国家健康险，用于支付健康管理服务的费用，国家健康险的资金一部分可来自国家的基本公共卫生服务经费，另一部分可来自国家医疗保险，两者共同构成国家健康险。另一方面，积极推动商业保险与健康管理的结合，为商业保险开展健康管理工作提供政策支持，鼓励商业保险加入卫生医疗服务体系；无论是国家健康险还是商业健康险都以社区卫生服务中心为操作平台，服务广大社区居民。

（十四）完善工作场所的健康促进和健康管理体系建设，提高劳动人口的健康水平

从政策和制度方面，积极推动工作场所的健康服务体系建设。国际上发达国家的健康管理本身也是来源于工作场所的健康促进的。我国改革开放之前的几十年中，大部分的健康需求都在工作场所解决了，预防服务也贯穿企业职工保障服务体系。但近年来，随着生活方式的快速变迁，劳动力人口的慢性病危险因素流行水平和发病、患病率在快速上升。因此，建议鼓励企业加大对工作场所健康服务体系的投入，从政策上给予支持，从能力上给予帮助，以健康促进和健康管理为杠杆来撬动整个社会人群的健康红利。

（十五）加强健康管理的国内外学术交流

通过进一步加强健康管理的国内学术交流氛围，积极举办和参加国内健康管理学术交流，促进国内健康管理学术水平的提高。积极加强与国外健康管理领域的学术交流，积极吸收国外先进的健康管理理念和技术，全面提高健康管理学术水平，促进健康管理服务质量的全面改善。

美国哈佛大学的一项调查表明，实施家庭健康管理能使脑卒中的发病率下降75%，高血压发病率下降55%，糖尿病发病率下降50%，恶性肿瘤发病率下降1/3，人均寿命增加10岁。在日本，虽然健康管理起步比较晚，但是日本把它纳入法律。比如日本地方政府和企业每年为雇员进行体检时，必须为40至74岁员工的腰围把关，因为腰围在一定程度上受内脏脂肪影响，而内脏脂肪越多，心脑血管疾病发病率就越高。

我国应加强健康管理的国内外学术交流，不断吸收国外先进的健康管理经验，出台适合国情的健康管理相关政策，制定关于全民健康管理的法律和相关文件以及全民健康管理的标准、规范，并建立相应的体系。

第八章　苏州市健康管理质量具体要求

根据目前对健康管理的技术质量要求，应把健康管理分为三个关键阶段（健康信息采集、健康风险评估、健康管理干预），分别对三个阶段的健康管理内容提出技术要求是保证健康管理质量的重要基础。

第一节　健康信息采集

一、健康信息采集内容

健康信息采集是健康管理最重要的一步，往往也是健康管理（体检）机构最不重视的内容。要全面高质量做好健康管理工作，必须采集全面的健康信息。

全面的健康信息应该包括如下内容。

（1）个人基本信息：姓名、性别、年龄、职业、文化程度、婚姻状况、联系方式等。

（2）既往史：既往患病情况、过敏史等。

（3）家族史：父母、兄弟姐妹患各种疾病的情况，重点是遗传病情况。

（4）生活方式（健康管理问卷信息采集的最重要内容）：

每日饮食情况、饮食习惯，每日活动、体力劳动和体育锻炼情况，吸烟情况，饮酒情况，其他嗜好，心理及工作压力情况，性格特点，居住环境等。

健康管理（体检）机构还应该根据每个人的性别、年龄及健康状况、生活方式和家族史等特点了解尽可能多的健康危险因素，为健康管理的风险评估提供足够多的信息。

健康信息的采集一定要客观真实，记录要准确无误。

二、体检项目

在常规健康体检中有很多体检项目，主要是根据每个人的性别、年龄、健康状况、生活方式和家族史，以及个人经济条件和健康意愿来制定的。通过体检可以发现一些对人体健康有潜在威胁的疾病或者危险因素。

健康体检项目的具体实施一定要符合《健康体检质量控制指南》的要求，做到精准无误。

第二节　健康风险评估

一、单一危险因素评估

在研究单一危险因素与发病率证据的基础上，用相对危险度来表示这些单一因素与发病率的关联程度。通过评估明确个体某一健康危险因素的数量和强度，可以把人群分为高风险、中风险和低风险三类。例如易引发高血压的危险因素有高血压家族史、肥胖、高盐饮食、缺乏运动等，可以把人群分为易患高血压的高风险、中风险和低风险三类人群，以便进行分类管理。

二、多种危险因素评估

在多因素统计分析的基础上，建立患病危险性与多个危险因素之间的关系模型，评估个体多个健康危险因素的综合强度。一般需要利用专门的健康风险评估软件进行评估。

第三节 健康管理干预

每个体检中心或健康管理（体检）机构都应当建立专门的健康管理小组，针对健康风险评估中不同类型的风险人群进行分类健康管理和效果评价。

一、制订健康干预方案

个体健康管理干预方案的制订，包括营养、运动、心理和其他生活方式干预方案，要根据每个受检者的健康特点和危险因素的具体情况，制订相应的干预方案。

二、健康干预与跟踪

对于参加健康管理的受检者，应提供健康状况跟踪与干预服务，通过面对面随访、短信、电话、互联网以及邮件等方式来监测和跟踪个人执行健康管理计划的状况，并定期进行健康评估、咨询与指导，及时提供最新的改善结果。

通过全面系统的健康干预服务及定期随访，建立动态的个人健康档案。

三、效果评价

效果评价方法包括个体评价和集体评价。个体评价主要包括健康管理措施执行情况、健康知识提高情况、健康行为改变情况和健康状况变化情况；群体评价主要包括健康管理措施执行率、健康知识提高率、不良健康行为改变率和健康状况改善率。

四、方案修正

根据效果评价和问题分析，通过与受检者沟通，进行方案修正，形成管理循环，提高受检者的主动防病意识，帮助其纠正不健康的生活方式，减少健康危险因素，从而有效地预防疾病并改善健康。

参考文献

[1] 职业健康检查管理办法 [J]. 中华人民共和国国家卫生和计划生育委员会公报，2015（05）：1-3.

[2] 王淑霞，布尔列妮·吾力加别克，杨晓萍，等. 新疆地区健康管理（体检）机构质量控制现状分析 [J]. 新疆医学，2020，50（07）：643-646.

[3] 白书忠，田京发，吴非. 我国健康管理学的发展现状与展望 [J]. 中华健康管理学杂志，2020，14（05）：409-413.

[4] 高向阳，陈刚，曾强，等. 我国健康管理（体检）机构2018年发展状况调查 [J]. 中华健康管理学杂志，2020，14（05）：414-419.

[5] 吕一星，陈硕，张静波. 国际健康管理医疗服务体系的发展现状及思考 [J]. 中华健康管理学杂志，2020，14（05）：464-467.

[6] 朱伟杰. 智能健康管理平台建设及展望 [J]. 科技风，2021（12）：7-8.

[7] 何均萍. 健康体检质量问题分析与探讨 [J]. 公共卫生与预防医学，2009，20（04）：89-90.

[8] 刘宏鹏，相红，李宁，等. 新形势下职业健康检查机构质量管理体系建设探讨 [J]. 职业与健康，2020，36（04）：559-563.

[9] 杨爱初，王建. 职业健康监护研究进展 [J]. 中华劳动卫生职业病杂志，2017，35（11）：871-874.

[10] 关里，毛丽君，陈明，等. 职业健康检查工作中的伦理问题思考 [J]. 环境与职业医学，2017，34（08）：665-668.

[11] 李斌. 职业健康检查管理办法 [J]. 首都公共卫生，2015，9（03）：102-104.

[12] 中华医学会健康管理学分会,《中华健康管理杂志》编辑委员会. 健康体检重要异常结果管理专家共识（试行版）[J]. 中华健康管理学杂志, 2019, 13（02）: 97-101.

[13] 国家卫生健康委员会关于印发医疗消毒供应中心等三类医疗机构基本标准和管理规范（试行）的通知 [J]. 中华人民共和国国家卫生健康委员会公报, 2018（05）: 19-31.

[14] 李静, 杨骅, 张花影. 健康体检质量控制指南 [J]. 中华健康管理学杂志, 2016, 10（04）: 258-264.

[15] 中华医学会健康管理学分会,《中华健康管理杂志》编辑委员会. 健康体检基本项目专家共识 [J]. 中华健康管理学杂志, 2014, 8（02）: 81-90.

[16] 林海双, 吴非, 叶聪, 等. 健康体检中心眼科体检的现况调查 [J]. 中华健康管理学杂志, 2020, 14（05）: 461-463.

[17] 卫生部办公厅关于进一步规范乙肝项目检测的通知 [J]. 中华人民共和国卫生部公报, 2011（03）: 47.

[18] 卫生部办公厅关于规范健康体检应用放射检查技术的通知 [J]. 中华人民共和国卫生部公报, 2012（12）: 26-27.

[19] 国家卫生部印发《健康体检管理暂行规定》[J]. 安全、健康和环境, 2009, 9（09）: 1.

[20] 辛丽萍, 王淑霞. 基于 AHP- 综合评价体系在健康体检中的应用研究 [J]. 新疆医科大学学报, 2020, 43（12）: 1630-1635.

[21] 郭树美, 李洁, 张君. 护理细节干预在健康管理中心护理服务中的应用 [J]. 齐鲁护理杂志, 2020, 26（17）: 125-127.

[22] 胡曼连. 人性化护理服务在儿童健康体检中的临床应用效果研究 [J]. 当代护士（上旬刊）, 2020, 27（09）: 95-97.

[23] 张理纯. 人工智能体检系统在健康管理中心的应用 [J]. 中国医疗设备, 2020, 35（07）: 95-98, 147.

[24] 王琴, 张凌. 运用护理细节为体检中心的受检者提供护理服务的

效果探讨 [J]. 人人健康，2020（12）：29.

[25] 安怀银 . 智能导检系统在体检质量控制中的应用 [J]. 临床医药文献电子杂志，2020，7（47）：179–180.

[26] 魏耀兰 . 体检中心优质护理服务中健康体检路径的疗效评价 [J]. 临床医药文献电子杂志，2020，7（35）：125.

[27] 贾美娟，白菁雯 . 健康管理一体化服务模式用于医院体检中心的效果评价 [J]. 临床医药文献电子杂志，2020，7（22）：182.

[28] 吴俊泉，尹莲花，黄毓珊 . 健康体检质量控制的举措与思考 [J]. 中医药管理杂志，2020，28（05）：69–71.

[29] 麦燕芬 . 人性化服务在健康体检护理工作中的应用研究 [J]. 黑龙江中医药，2020，49（01）：154–155.

[30] 刘冰清 . 健康管理中心组建体检质量控制小组的方法与效果 [J]. 中医药管理杂志，2020，28（02）：183–185.

[31] 白小艳 . 健康体检护理工作中采用人性化服务的临床应用价值分析 [J]. 全科口腔医学电子杂志，2020，7（02）：63–64.

[32] 戴盼，欧阳玲 . 健康教育路径在体检中心护理工作中的应用分析 [J]. 国际医药卫生导报，2019（24）：4112–4114.

[33] 王秋芳 .6S 管理模式在体检中心大型体检中的应用 [J]. 临床医药实践，2019，28（10）：798–800.

[34] 赵文高，谢静媛，张丽梅 . 健康体检中心服务中应用细节护理的效果观察 [J]. 中国实用医药，2019，14（27）：125–127.

[35] 朱影娴 . 健康调查平台结合现代体检模式在健康体检管理中的应用效果 [J]. 山西医药杂志，2019，48（16）：1964–1965.

[36] 蒋慧英 . 健康体检护理中人性化服务的应用及效果探究 [J]. 临床医药文献电子杂志，2019，6（66）：15，17.

[37] 陈硕，张静波，窦紫岩，等 . 体检质量控制综合管理信息平台构建及应用 [J]. 中华健康管理学杂志，2019（03）：249–251.

[38] 钱文红，张静波，唐健，等 . 量化指标以及信息化技术在区域体

检质量标准化管理中的应用探索 [J]. 中华健康管理学杂志，2019（03）：201–205.

[39] 陈丽，王雪莹，冷松. 全流程智能导检系统在体检质量控制管理中的实践 [J]. 中华健康管理学杂志，2019（03）：251–253.

[40] 胡杰. 健康体检流程再造对提高体检质量及满意度的影响分析 [J]. 全科口腔医学电子杂志，2019，6（17）：97，99.

[41] 江璐艳，秦上人，杨若彬，等. 老年人感知的体检质量及影响因素 [J]. 中国老年学杂志，2019，39（09）：2252–2255.

[42] 李洁，梁丽，缪素霞. "6A" 护理管理模式在本院体检中心的应用 [J]. 心理月刊，2019，14（07）：76.

[43] 甘雨，马莉娜，李宇婷，等. 健康体检质量管理模式的构建与分析 [J]. 心理月刊，2019，14（06）：51–52.

[44] 孙怀忠. 探讨健康体检路径对体检中心体检效果的临床影响 [J]. 智慧健康，2019，5（08）：104–105.

[45] 杨锡萍. 健康体检质量安全隐患分析及防范措施 [J]. 实用临床护理学电子杂志，2018，3（50）：197–198.

[46] 刘凤. 人性化服务护理在健康体检中的应用探讨 [J]. 家庭医药. 就医选药，2018（12）：317–318.

[47] 李巧燕，王慧. 细节护理在健康体检中心护理服务中的应用研究 [J]. 中外医学研究，2018，16（26）：127–128.

[48] 刘丽萍，刘凤琴，迟晓华. 优质护理服务在健康管理中心的应用 [J]. 健康之路，2018，17（08）：159–160.

[49] 孙静. 人性化服务在健康体检护理中的应用价值评价 [J]. 中西医结合心血管病电子杂志，2018，6（19）：116，118.

[50] 成丽，林燕. 健康体检路径对体检中心体检效果的影响 [J]. 当代护士（上旬刊），2018，25（07）：173–174.

[51] 黄章伟. 细节管理干预对体检中心体检质量的影响分析 [J]. 家庭医药·就医选药，2018（05）：17.

[52] 王程圆，王琨，于雪莲，等 . 极致化护理服务提升体检优质护理工作分析 [J]. 中国现代医生，2018，56（12）：144-146.

[53] 卢晨，王晖，康雯雯，等 . 健康体检路径实施于体检中心优质护理服务中的效果分析 [J]. 世界最新医学信息文摘，2018，18（32）：212，215.

[54] 杨启维 . 护理服务管理应用于综合性医院健康体检中心效果观察 [J]. 医学理论与实践，2018，31（07）：1090-1092.

[55] 张利军 . 职业健康体检和职业病诊断工作中的体会 [J]. 世界最新医学信息文摘，2018，18（27）：155，159.

[56] 李琳 . 细节护理在体检中心查体中的应用方法及效果 [J]. 实用临床护理学电子杂志，2018，3（11）：137-138.

[57] 张弦 . 健康体检护理工作应用人性化服务的分析 [J]. 实用临床护理学电子杂志，2018，3（06）：169-170.

[58] 欧阳玲，辛红 . 细节护理在体检中心查体中的应用效果观察 [J]. 中国当代医药，2017，24（36）：173-175.

[59] 刘翠平 . 探讨人性化护理服务在医院体检中心临床应用中的应用价值 [J]. 中国医疗设备，2017，32（S2）：10-11.

[60] 皮艳华 . 健康体检路径对体检中心工作效率及体检质量的影响 [J]. 首都食品与医药，2017，24（22）：146-147.

[61] 武清芳 . 健康体检护理中沟通技巧的应用价值分析 [J]. 临床医药文献电子杂志，2017，4（89）：17531，17533.

[62] 高秀红 . 持续质量改进对提升体检中心服务水平的效果 [J]. 中医药管理杂志，2017，25（20）：133-135.

[63] 高秀红 . 体检护理路径对初次体检患者体检效率的影响 [J]. 健康研究，2017，37（05）：591-592.

[64] 武慧敏 . 以人为本的服务理念在医院体检中心的运用 [J]. 中西医结合心血管病电子杂志，2017，5（29）：183-184.

[65] 宋崑 . 健康体检质量内部控制与外部监督的体系构建 [J]. 中国城

乡企业卫生，2017，32（08）：151-152.

[66] 董萍. 探析沟通技巧应用在健康体检护理中的价值 [J]. 中国继续医学教育，2017，9（22）：215-216.

[67] 唐婕. 护理服务管理在综合性医院健康体检中心的开展效果观察 [J]. 中国妇幼健康研究，2017，28（S1）：412.

[68] 陶慧. 人本理念在体检中心风险规避的应用 [J]. 内蒙古中医药，2017，36（01）：69-70.

[69] 康娟，尹明，李天志，等. 年度体检新模式的探索 [J]. 中华保健医学杂志，2016，18（06）：503-505.

[70] 李贵平，金晨霞，任维东，等. 浅析"危急值"报告制度对保证体检质量及规避医疗风险的作用 [J]. 甘肃医药，2016，35（11）：855-856.

[71] 谢满. 健康体检中心存在的风险与规避策略 [J]. 全科护理，2016，14（23）：2454-2456.

[72] 罗利霞. 健康体检流程对体检质量及体检人群满意度的干预价值分析 [J]. 大家健康（学术版），2016，10（11）：47.

[73] 承晓梅，张颖，张亚婷，等. 加强体检报告质量控制的做法与体会 [J]. 医学研究生学报，2016，29（06）：645-647.

[74] 鲁琼. 全程护理在健康受检者中的应用价值分析 [J]. 中外医学研究，2016，14（15）：92-93.

[75] 温晓华，王力，魏文志，等. 运用体检软件系统提升健康管理水平 [J]. 临床合理用药杂志，2016，9（08）：158-159.

[76] 徐云芳，吴永梅，刘汉梅. "6A"护理管理模式在我院体检中心的应用 [J]. 护士进修杂志，2016，31（02）：133-136.

[77] 姜树强，张建玲，饶才辉. 健康体检报告质量控制与持续改进的初步探讨 [J]. 中华健康管理学杂志，2015，9（05）：382-384.

[78] 吴梦璇. 人性化护理工作对于健康体检中的价值探讨 [J]. 世界最新医学信息文摘，2015，15（84）：228-229.

[79] 孙静，韩晓琪. 老年人群门诊体检服务质量优化方法探讨 [J]. 检

验医学与临床，2015，12（17）：2551-2553.

[80] 陈姚，何谦，冷容，等．精细化管理在健康体检中的应用 [J].华西医学，2015，30（09）：1773-1775.

[81] 袁红，万靖，唐小芸．影响健康体检质量控制的因素分析 [J].现代医院，2015，15（09）：152-154.

[82] 张旭昀，鱼敏．某健康管理中心精细化管理方法的实践与应用 [J].中国医药导刊，2015，17（07）：749-750.

[83] 徐朝阳，张红，王祥，等．精细化管理在我院体检中的应用 [J].西南国防医药，2015，25（06）：672-673.

[84] 彭晓瑞．体检中心信息化管理应用 [J].临床合理用药杂志，2015，8（14）：137.

[85] 邹建俊．社区健康体检存在的问题及对策 [J].中国继续医学教育，2015，7（09）：26-27.

[86] 布银娣，杨静．健康体检护理程序 [J].中国校医，2015，29（04）：316，318.

[87] 胡紫姣．体检中心优质护理服务中应用健康体检路径的效果 [J].现代养生，2015（06）：175.

[88] 杨冬梅，刘烨，垢建华．医院现代化体检中心的管理及问题探讨 [J].中国煤炭工业医学杂志，2014，17（12）：2088-2091.

[89] 黄丽芳，张企英，邢丽娟，等．应用智能导检系统和人性化服务对体检质量及满意度的影响 [J].中华健康管理学杂志，2014，8（05）：358-359.

[90] 陈庆瑜，陈锦武，甘小玲，等．PDCA 循环法在体检中心质量控制中的应用 [J].国际医药卫生导报，2014，20（19）：3060-3062.

[91] 韩梅荣．健康体检流程再造对提高体检质量及满意度的影响分析 [J].中国现代药物应用，2014，8（10）：253-254.

[92] 罗家红，周仲芳，熊廷莲．优质服务在健康体检过程中的应用经验总结 [J].大家健康（学术版），2014，8（06）：286.

[93] 赖秀珍，陈瑞芳. 健康体检中心服务模式探讨 [J]. 光明中医，2013，28（11）：2437–2438.

[94] 陈苒，王军军，马莉，等. 健康体检质量控制的三级网络管理 [J]. 中华健康管理学杂志，2013，7（05）：351–352.

[95] 许宝珠，王瑜，李喜梅，等. 健康管理中心组建体检质量控制小组的方法与效果 [J]. 解放军护理杂志，2013，30（18）：55–56，73.

[96] 黄智勇，李杰，成雄，等. 医院体检信息管理系统的设计与开发 [J]. 医疗卫生装备，2013，34（05）：48–49.

[97] 刘美求. 健康体检流程优化管理效果观察 [J]. 湖北科技学院学报（医学版），2013，27（02）：174–175.

[98] 贾彦英，郭荣芬. 医院体检流程优化管理探讨 [J]. 中国病案，2013，14（03）：27–28.

[99] 石瑜珊. 人性化护理在体检中心工作中的应用 [J]. 基层医学论坛，2013，17（06）：783–784.

[100] 张春霞，马莉，蒋文，等. 健康体检质量规范管理的探索与实践 [J]. 华南国防医学杂志，2012，26（06）：583–584，601.

[101] 陈毓，崔树萍，呼小琴. 浅谈"一站式服务"的健康体检中心建设和管理模式 [J]. 中国疗养医学，2012，21（09）：842–843.

[102] 王永艳，鱼兆虎，柴文政. 浅谈健康体检软件在我院的应用 [J]. 电脑知识与技术，2012，8（27）：6506–6507.

[103] 郑晓艳，李惠萍，何冬梅. 体检环节质量控制的做法与体会 [J]. 医疗装备，2012，25（09）：58–59.

[104] 张海锋，张学鹏. 全面质量管理在健康体检中心的应用 [J]. 医院院长论坛，2012，9（05）：23–26.

[105] 龙训. 质量控制在健康体检中的应用 [J]. 北方药学，2012，9（09）：96–97.

[106] 姚雪芬，叶云霞，宋洁. 影响健康体检质量的因素及对策 [J]. 中国疗养医学，2012，21（08）：766–768.

[107] 孙荣，王永红，刘正淑．健康体检满意度问卷调查结果分析与质量控制 [J]. 重庆医学，2012，41（14）：1435-1436.

[108] 陈宁．做好团体健康体检工作的体会 [J]. 中国伤残医学，2012，20（04）：116.

[109] 杜兵．健康体检质量控制与改进的工作模式探讨 [J]. 中华健康管理学杂志，2012（02）：127-128.

[110] 李红英，卞玉，章先桂，等．医院健康体检工作探讨 [J]. 中国误诊学杂志，2012，12（09）：2121.

[111] 方兴，盛建丹，应小霞，等．区域检验中心的建立和绩效评价 [J]. 中国农村卫生事业管理，2012，32（02）：132-133，207.

[112] 杨慧．如何加强健康体检服务质量控制 [J]. 中国民族民间医药，2012，21（01）：68.

[113] 廖泉森，张懿．加强体检中心工作、确保体检质量 [J]. 新疆医学，2011，41（12）：126-128.

[114] 束艳．健康体检质量管理模式建立及实践分析 [J]. 铜陵职业技术学院学报，2011，10（04）：32-33.

[115] 魏芙蓉．健康体检流程再造对提高体检质量及满意度的影响 [J]. 中国实用护理杂志，2011（24）：6-8.

[116] 王建安，黎伟强，卜言丽．信息化促进体检中心内部管理的创新 [J]. 医学信息（上旬刊），2011，24（05）：2864-2865.

[117] 乐永芳，柳小平．浅议体检中的接诊工作 [J]. 当代护士（学术版），2011（07）：103-104.

[118] 杨骅，陆韬宏，王铁军，等．建设健康体检质量控制中心的实践与思考 [J]. 中华健康管理学杂志，2011（03）：129-130.

[119] 王升声，许莹，盖小荣，等．健康体检中物理检查规范的探讨 [J]. 中华健康管理学杂志，2011（02）：112-113.

[120] 崔飞．建设现代医院体检中心的几点思考 [J]. 现代医药卫生，2011，27（01）：150.

[121] 袁红，张丽华.综合性医院做好健康管理工作的实践体会 [J]. 护理实践与研究，2010，7（23）：83-85.

[122] 徐幻，王桂玲，翁志强，等.浅谈当前医院体检中心存在的问题及解决对策 [J]. 临床误诊误治，2010，23（10）：975-976.

[123] 杨志俊，殷竹君.浅议保健中心监测体检质量评价指标 [J]. 口岸卫生控制，2010，15（04）：10-11.

[124] 高岱峰.健康体检的质量控制特点与方法 [J]. 解放军医院管理杂志，2010，17（08）：731-732.

[125] 何双兰，李环波，张华玉，等."5A"护理工作程序在体检中心的应用 [J]. 中华现代护理杂志，2010（20）：2441-2442.

[126] 韦金一.健康教育在体检工作中的应用 [J]. 中外医疗，2010，29（10）：145.

[127] 许莹.加强健康管理（体检）机构自身建设的几点思考 [J]. 中华健康管理学杂志，2010（01）：1-2.

[128] 卞玉，李红英，杨少玉，等.影响健康体检工作质量的有关因素分析 [J]. 中国误诊学杂志，2010，10（02）：305-306.

[129] WEEKS B，HELMS M M，ETTKIN L P.A physical examination of health care's readiness for a total quality management program：a case study[J]. Hospital materiel management quarterly，1995，17（02）：68-74.

附　录

医疗机构管理条例（2016修订）

第一章　总则

第一条　为了加强对医疗机构的管理，促进医疗卫生事业的发展，保障公民健康，制定本条例。

第二条　本条例适用于从事疾病诊断、治疗活动的医院、卫生院、疗养院、门诊部、诊所、卫生所（室）以及急救站等医疗机构。

第三条　医疗机构以救死扶伤，防病治病，为公民的健康服务为宗旨。

第四条　国家扶持医疗机构的发展，鼓励多种形式兴办医疗机构。

第五条　国务院卫生行政部门负责全国医疗机构的监督管理工作。

县级以上地方人民政府卫生行政部门负责本行政区域内医疗机构的监督管理工作。

中国人民解放军卫生主管部门依照本条例和国家有关规定，对军队的医疗机构实施监督管理。

第二章　规划布局和设置审批

第六条　县级以上地方人民政府卫生行政部门应当根据本行政区域内的人口、医疗资源、医疗需求和现有医疗机构的分布状况，制定本行政区域医疗机构设置规划。

机关、企业和事业单位可以根据需要设置医疗机构，并纳入当地医疗机构的设置规划。

第七条　县级以上地方人民政府应当把医疗机构设置规划纳入当地的

区域卫生发展规划和城乡建设发展总体规划。

第八条　设置医疗机构应当符合医疗机构设置规划和医疗机构基本标准。

医疗机构基本标准由国务院卫生行政部门制定。

第九条　单位或者个人设置医疗机构，必须经县级以上地方人民政府卫生行政部门审查批准，并取得设置医疗机构批准书。

第十条　申请设置医疗机构，应当提交下列文件：

（一）设置申请书；

（二）设置可行性研究报告；

（三）选址报告和建筑设计平面图。

第十一条　单位或者个人设置医疗机构，应当按照以下规定提出设置申请：

（一）不设床位或者床位不满100张的医疗机构，向所在地的县级人民政府卫生行政部门申请；

（二）床位在100张以上的医疗机构和专科医院按照省级人民政府卫生行政部门的规定申请。

第十二条　县级以上地方人民政府卫生行政部门应当自受理设置申请之日起30日内，作出批准或者不批准的书面答复；批准设置的，发给设置医疗机构批准书。

第十三条　国家统一规划的医疗机构的设置，由国务院卫生行政部门决定。

第十四条　机关、企业和事业单位按照国家医疗机构基本标准设置为内部职工服务的门诊部、诊所、卫生所（室），报所在地的县级人民政府卫生行政部门备案。

第三章　登记

第十五条　医疗机构执业，必须进行登记，领取《医疗机构执业许可证》。

第十六条　申请医疗机构执业登记，应当具备下列条件：

（一）有设置医疗机构批准书；

（二）符合医疗机构的基本标准；

（三）有适合的名称、组织机构和场所；

（四）有与其开展的业务相适应的经费、设施、设备和专业卫生技术人员；

（五）有相应的规章制度；

（六）能够独立承担民事责任。

第十七条　医疗机构的执业登记，由批准其设置的人民政府卫生行政部门办理。

按照本条例第十三条规定设置的医疗机构的执业登记，由所在地的省、自治区、直辖市人民政府卫生行政部门办理。

机关、企业和事业单位设置的为内部职工服务的门诊部、诊所、卫生所（室）的执业登记，由所在地的县级人民政府卫生行政部门办理。

第十八条　医疗机构执业登记的主要事项：

（一）名称、地址、主要负责人；

（二）所有制形式；

（三）诊疗科目、床位；

（四）注册资金。

第十九条　县级以上地方人民政府卫生行政部门自受理执业登记申请之日起45日内，根据本条例和医疗机构基本标准进行审核。审核合格的，予以登记，发给《医疗机构执业许可证》；审核不合格的，将审核结果以书面形式通知申请人。

第二十条　医疗机构改变名称、场所、主要负责人、诊疗科目、床位，必须向原登记机关办理变更登记。

第二十一条　医疗机构歇业，必须向原登记机关办理注销登记。经登记机关核准后，收缴《医疗机构执业许可证》。

医疗机构非因改建、扩建、迁建原因停业超过1年的，视为歇业。

第二十二条　床位不满100张的医疗机构，其《医疗机构执业许可证》

每年校验1次；床位在100张以上的医疗机构，其《医疗机构执业许可证》每3年校验1次。校验由原登记机关办理。

第二十三条 《医疗机构执业许可证》不得伪造、涂改、出卖、转让、出借。

《医疗机构执业许可证》遗失的，应当及时申明，并向原登记机关申请补发。

第四章 执业

第二十四条 任何单位或者个人，未取得《医疗机构执业许可证》，不得开展诊疗活动。

第二十五条 医疗机构执业，必须遵守有关法律、法规和医疗技术规范。

第二十六条 医疗机构必须将《医疗机构执业许可证》、诊疗科目、诊疗时间和收费标准悬挂于明显处所。

第二十七条 医疗机构必须按照核准登记的诊疗科目开展诊疗活动。

第二十八条 医疗机构不得使用非卫生技术人员从事医疗卫生技术工作。

第二十九条 医疗机构应当加强对医务人员的医德教育。

第三十条 医疗机构工作人员上岗工作，必须佩带载有本人姓名、职务或者职称的标牌。

第三十一条 医疗机构对危重病人应当立即抢救。对限于设备或者技术条件不能诊治的病人，应当及时转诊。

第三十二条 未经医师（士）亲自诊查病人，医疗机构不得出具疾病诊断书、健康证明书或者死亡证明书等证明文件；未经医师（士）、助产人员亲自接产，医疗机构不得出具出生证明书或者死产报告书。

第三十三条 医疗机构施行手术、特殊检查或者特殊治疗时，必须征得患者同意，并应当取得其家属或者关系人同意并签字；无法取得患者意见时，应当取得家属或者关系人同意并签字；无法取得患者意见又无家属或者关系人在场，或者遇到其他特殊情况时，经治医师应当提出医疗处置方案，在取得医疗机构负责人或者被授权负责人员的批准后实施。

第三十四条　医疗机构发生医疗事故，按照国家有关规定处理。

第三十五条　医疗机构对传染病、精神病、职业病等患者的特殊诊治和处理，应当按照国家有关法律、法规的规定办理。

第三十六条　医疗机构必须按照有关药品管理的法律、法规，加强药品管理。

第三十七条　医疗机构必须按照人民政府或者物价部门的有关规定收取医疗费用，详列细项，并出具收据。

第三十八条　医疗机构必须承担相应的预防保健工作，承担县级以上人民政府卫生行政部门委托的支援农村、指导基层医疗卫生工作等任务。

第三十九条　发生重大灾害、事故、疾病流行或者其他意外情况时，医疗机构及其卫生技术人员必须服从县级以上人民政府卫生行政部门的调遣。

第五章　监督管理

第四十条　县级以上人民政府卫生行政部门行使下列监督管理职权：

（一）负责医疗机构的设置审批、执业登记和校验；

（二）对医疗机构的执业活动进行检查指导；

（三）负责组织对医疗机构的评审；

（四）对违反本条例的行为给予处罚。

第四十一条　国家实行医疗机构评审制度，由专家组成的评审委员会按照医疗机构评审办法和评审标准，对医疗机构的执业活动、医疗服务质量等进行综合评价。

医疗机构评审办法和评审标准由国务院卫生行政部门制定。

第四十二条　县级以上地方人民政府卫生行政部门负责组织本行政区域医疗机构评审委员会。

医疗机构评审委员会由医院管理、医学教育、医疗、医技、护理和财务等有关专家组成。评审委员会成员由县级以上地方人民政府卫生行政部门聘任。

第四十三条 县级以上地方人民政府卫生行政部门根据评审委员会的评审意见，对达到评审标准的医疗机构，发给评审合格证书；对未达到评审标准的医疗机构，提出处理意见。

第六章 罚则

第四十四条 违反本条例第二十四条规定，未取得《医疗机构执业许可证》擅自执业的，由县级以上人民政府卫生行政部门责令其停止执业活动，没收非法所得和药品、器械，并可以根据情节处以1万元以下的罚款。

第四十五条 违反本条例第二十二条规定，逾期不校验《医疗机构执业许可证》仍从事诊疗活动的，由县级以上人民政府卫生行政部门责令其限期补办校验手续；拒不校验的，吊销其《医疗机构执业许可证》。

第四十六条 违反本条例第二十三条规定，出卖、转让、出借《医疗机构执业许可证》的，由县级以上人民政府卫生行政部门没收非法所得，并可以处以5000元以下的罚款；情节严重的，吊销其《医疗机构执业许可证》。

第四十七条 违反本条例第二十七条规定，诊疗活动超出登记范围的，由县级以上人民政府卫生行政部门予以警告、责令其改正，并可以根据情节处以3000元以下的罚款；情节严重的，吊销其《医疗机构执业许可证》。

第四十八条 违反本条例第二十八条规定，使用非卫生技术人员从事医疗卫生技术工作的，由县级以上人民政府卫生行政部门责令其限期改正，并可以处以5000元以下的罚款；情节严重的，吊销其《医疗机构执业许可证》。

第四十九条 违反本条例第三十二条规定，出具虚假证明文件的，由县级以上人民政府卫生行政部门予以警告；对造成危害后果的，可以处以

1000元以下的罚款；对直接责任人员由所在单位或者上级机关给予行政处分。

第五十条　没收的财物和罚款全部上交国库。

第五十一条　当事人对行政处罚决定不服的，可以依照国家法律、法规的规定申请行政复议或者提起行政诉讼。当事人对罚款及没收药品、器械的处罚决定未在法定期限内申请复议或者提起诉讼又不履行的，县级以上人民政府卫生行政部门可以申请人民法院强制执行。

第七章　附则

第五十二条　本条例实施前已经执业的医疗机构，应当在条例实施后的6个月内，按照本条例第三章的规定，补办登记手续，领取《医疗机构执业许可证》。

第五十三条　外国人在中华人民共和国境内开设医疗机构及香港、澳门、台湾居民在内地开设医疗机构的管理办法，由国务院卫生行政部门另行制定。

第五十四条　本条例由国务院卫生行政部门负责解释。

第五十五条　本条例自1994年9月1日起施行。1951年政务院批准发布的《医院诊所管理暂行条例》同时废止。

医疗机构管理条例实施细则

（2017年2月21日根据国家卫生和计划生育委员会令第12号《国家卫生计生委关于修改〈医疗机构管理条例实施细则〉的决定》第三次修正，自2017年4月1日起施行）

第一章　总则

第一条　根据《医疗机构管理条例》（以下简称条例）制定本细则。

第二条　条例及本细则所称医疗机构，是指依据条例和本细则的规定，经登记取得《医疗机构执业许可证》的机构。

第三条　医疗机构的类别：

（一）综合医院、中医医院、中西医结合医院、民族医医院、专科医院、康复医院；

（二）妇幼保健院、妇幼保健计划生育服务中心；

（三）社区卫生服务中心、社区卫生服务站；

（四）中心卫生院、乡（镇）卫生院、街道卫生院；

（五）疗养院；

（六）综合门诊部、专科门诊部、中医门诊部、中西医结合门诊部、民族医门诊部；

（七）诊所、中医诊所、民族医诊所、卫生所、医务室、卫生保健所、卫生站；

（八）村卫生室（所）；

（九）急救中心、急救站；

（十）临床检验中心；

（十一）专科疾病防治院、专科疾病防治所、专科疾病防治站；

（十二）护理院、护理站；

（十三）医学检验实验室、病理诊断中心、医学影像诊断中心、血液透析中心、安宁疗护中心

（十四）其他诊疗机构。

第四条　卫生防疫、国境卫生检疫、医学科研和教学等机构在本机构业务范围之外开展诊疗活动以及美容服务机构开展医疗美容业务的，必须依据条例及本细则，申请设置相应类别的医疗机构。

第五条　中国人民解放军和中国人民武装警察部队编制外的医疗机构，由地方卫生计生行政部门按照条例和本细则管理。

中国人民解放军后勤卫生主管部门负责向地方卫生计生行政部门提供军队编制外医疗机构的名称和地址。

第六条　医疗机构依法从事诊疗活动受法律保护。

第七条　卫生计生行政部门依法独立行使监督管理职权，不受任何单位和个人干涉。

第二章　设置审批

第八条　各省、自治区、直辖市应当按照当地《医疗机构设置规划》合理配置和合理利用医疗资源。

《医疗机构设置规划》由县级以上地方卫生计生行政部门依据《医疗机构设置规划指导原则》制定，经上一级卫生计生行政部门审核，报同级人民政府批准，在本行政区域内发布实施。

《医疗机构设置规划指导原则》另行制定。

第九条　县级以上地方卫生计生行政部门按照《医疗机构设置规划指导原则》规定的权限和程序组织实施本行政区域《医疗机构设置规划》，定期评价实施情况，并将评价结果按年度向上一级卫生计生行政部门和同级人民政府报告。

第十条　医疗机构不分类别、所有制形式、隶属关系、服务对象，其设置必须符合当地《医疗机构设置规划》。

第十一条　床位在一百张以上的综合医院、中医医院、中西医结合医院、民族医医院以及专科医院、疗养院、康复医院、妇幼保健院、急救中心、临床检验中心和专科疾病防治机构的设置审批权限的划分，由省、自治区、直辖市卫生计生行政部门规定；其他医疗机构的设置，由县级卫生计生行政部门负责审批。

医学检验实验室、病理诊断中心、医学影像诊断中心、血液透析中心、安宁疗护中心的设置审批权限另行规定

第十二条　有下列情形之一的，不得申请设置医疗机构：

（一）不能独立承担民事责任的单位；

（二）正在服刑或者不具有完全民事行为能力的个人；

（三）发生二级以上医疗事故未满五年的医务人员；

（四）因违反有关法律、法规和规章，已被吊销执业证书的医务人员；

（五）被吊销《医疗机构执业许可证》的医疗机构法定代表人或者主要负责人；

（六）省、自治区、直辖市政府卫生计生行政部门规定的其他情形。

有前款第（二）、（三）、（四）、（五）项所列情形之一者，不得充任医疗机构的法定代表人或者主要负责人。

第十三条 在城市设置诊所的个人，必须同时具备下列条件：

（一）经医师执业技术考核合格，取得《医师执业证书》；

（二）取得《医师执业证书》或者医师职称后，从事五年以上同一专业的临床工作；

（三）省、自治区、直辖市卫生计生行政部门规定的其他条件。

医师执业技术标准另行制定。

在乡镇和村设置诊所的个人的条件，由省、自治区、直辖市卫生计生行政部门规定。

第十四条 地方各级人民政府设置医疗机构，由政府指定或者任命的拟设医疗机构的筹建负责人申请；法人或者其他组织设置医疗机构，由其代表人申请；个人设置医疗机构，由设置人申请；两人以上合伙设置医疗机构，由合伙人共同申请。

第十五条 条例第十条规定提交的设置可行性研究报告包括以下内容：

（一）申请单位名称、基本情况以及申请人姓名、年龄、专业履历、身份证号码；

（二）所在地区的人口、经济和社会发展等概况；

（三）所在地区人群健康状况和疾病流行以及有关疾病患病率；

（四）所在地区医疗资源分布情况以及医疗服务需求分析；

（五）拟设医疗机构的名称、选址、功能、任务、服务半径；

（六）拟设医疗机构的服务方式、时间、诊疗科目和床位编制；

（七）拟设医疗机构的组织结构、人员配备；

（八）拟设医疗机构的仪器、设备配备；

（九）拟设医疗机构与服务半径区域内其他医疗机构的关系和影响；

（十）拟设医疗机构的污水、污物、粪便处理方案；

（十一）拟设医疗机构的通讯、供电、上下水道、消防设施情况；

（十二）资金来源、投资方式、投资总额、注册资金（资本）；

（十三）拟设医疗机构的投资预算；

（十四）拟设医疗机构五年内的成本效益预测分析。

并附申请设计单位或者设置人的资信证明。

申请设置门诊部、诊所、卫生所、医务室、卫生保健所、卫生站、村卫生室（所）、护理站等医疗机构的，可以根据情况适当简化设置可行性研究报告内容。

第十六条　条例第十条规定提交的选址报告包括以下内容：

（一）选址的依据；

（二）选址所在地区的环境和公用设施情况；

（三）选址与周围托幼机构、中小学校、食品生产经营单位布局的关系；

（四）占地和建筑面积。

第十七条　由两个以上法人或者其他组织共同申请设置医疗机构以及两人以上合伙申请设置医疗机构的，除提交可行性研究报告和选址报告外，还必须提交由各方共同签署的协议书。

第十八条　医疗机构建筑设计必须按照法律、法规和规章要求经相关审批机关审查同意后，方可施工。

第十九条　条例第十二条规定的设置申请的受理时间，自申请人提供条例和本细则规定的全部材料之日算起。

第二十条　县级以上地方卫生计生行政部门依据当地《医疗机构设置规划》及本细则审查和批准医疗机构的设置。

申请设计医疗机构有下列情形之一的，不予批准：

（一）不符合当地《医疗机构设置规划》；

（二）设置人不符合规定的条件；

（三）不能提供满足投资总额的资信证明；

（四）投资总额不能满足各项预算开支；

（五）医疗机构选址不合理；

（六）污水、污物、粪便处理方案不合理；

（七）省、自治区、直辖市卫生计生行政部门规定的其他情形。

第二十一条　卫生计生行政部门应当在核发《设置医疗机构批准书》的同时，向上一级卫生计生行政部门备案。

上级卫生计生行政部门有权在接到备案报告之日起三十日内纠正或者撤销下级卫生计生行政部门作出的不符合当地《医疗机构设置规划》的设置审批。

第二十二条　《设置医疗机构批准书》的有效期，由省、自治区、直辖市卫生计生行政部门规定。

第二十三条　变更《设置医疗机构批准书》中核准的医疗机构的类别、规模、选址和诊疗科目，必须按照条例和本细则的规定，重新申请办理设置审批手续。

第二十四条　法人和其他组织设置的为内部职工服务的门诊部、诊所、卫生所（室），由设置单位在该医疗机构执业登记前，向当地县级卫生计生行政部门备案，并提交下列材料：

（一）设置单位或者其主管部门设置医疗机构的决定；

（二）《设置医疗机构备案书》。

卫生计生行政部门应当在接到备案后十五日内给予《设置医疗机构备案回执》。

第三章　登记与校验

第二十五条　申请医疗机构执业登记必须填写《医疗机构申请执业登记注册书》，并向登记机关提交下列材料：

（一）《设置医疗机构批准书》或者《设置医疗机构备案回执》；

（二）医疗机构用房产权证明或者使用证明；

（三）医疗机构建筑设计平面图；

（四）验资证明、资产评估报告；

（五）医疗机构规章制度；

（六）医疗机构法定代表人或者主要负责人以及各科室负责人名录和有关资格证书、执业证书复印件；

（七）省、自治区、直辖市卫生计生行政部门规定提供的其他材料。

申请门诊部、诊所、卫生所、医务室、卫生保健所和卫生站登记的，还应当提交附设药房（柜）的药品种类清单、卫生技术人员名录及其有关资格证书、执业证书复印件以及省、自治区、直辖市卫生计生行政部门规定提交的其他材料。

第二十六条　登记机关在受理医疗机构执业登记申请后，应当按照条例第十六条规定的条件和条例第十九条规定的时限进行审查和实地考察、核实，并对有关执业人员进行消毒、隔离和无菌操作等基本知识和技能的现场抽查考核。经审核合格的，发给《医疗机构执业许可证》；审核不合格的，将审核结果和不予批准的理由以书面形式通知申请人。

《医疗机构执业许可证》及其副本由国家卫生计生委统一印制。

条例第十九条规定的执业登记申请的受理时间，自申请人提供条例和本细则规定的全部材料之日算起。

第二十七条　申请医疗机构执业登记有下列情形之一的，不予登记：

（一）不符合《设置医疗机构批准书》核准的事项；

（二）不符合《医疗机构基本标准》；

（三）投资不到位；

（四）医疗机构用房不能满足诊疗服务功能；

（五）通讯、供电、上下水道等公共设施不能满足医疗机构正常运转；

（六）医疗机构规章制度不符合要求；

（七）消毒、隔离和无菌操作等基本知识和技能的现场抽查考核不合格；

（八）省、自治区、直辖市卫生计生行政部门规定的其他情形。

第二十八条　医疗机构执业登记的事项：

（一）类别、名称、地址、法定代表人或者主要负责人；

（二）所有制形式；

（三）注册资金（资本）；

（四）服务方式；

（五）诊疗科目；

（六）房屋建筑面积、床位（牙椅）；

（七）服务对象；

（八）职工人数；

（九）执业许可证登记号（医疗机构代码）；

（十）省、自治区、直辖市卫生计生行政部门规定的其他登记事项。

门诊部、诊所、卫生所、医务室、卫生保健所、卫生站除登记前款所列事项外，还应当核准登记附设药房（柜）的药品种类。

《医疗机构诊疗科目名录》另行制定。

第二十九条　因分立或者合并而保留的医疗机构应当申请变更登记；因分立或者合并而新设置的医疗机构应当申请设置许可证和执业登记；因合并而终止的医疗机构应当申请注销登记。

第三十条　医疗机构变更名称、地址、法定代表人或者主要负责人、所有制形式、服务对象、服务方式、注册资金（资本）、诊疗科目、床位（牙椅）的，必须向登记机关申请办理变更登记，并提交下列材料：

（一）医疗机构法定代表人或者主要负责人签署的《医疗机构申请变更登记注册书》；

（二）申请变更登记的原因和理由；

（三）登记机关规定提交的其他材料。

第三十一条　机关、企业和事业单位设置的为内部职工服务的医疗机构向社会开放，必须按照前条规定申请办理变更登记。

第三十二条　医疗机构在原登记机关管辖权限范围内变更登记事项的，由原登记机关办理变更登记；因变更登记超出原登记机关管辖权限的，由有管辖权的卫生计生行政部门办理变更登记。

医疗机构在原登记机关管辖区域内迁移，由原登记机关办理变更登记；向原登记机关管辖区域外迁移的，应当在取得迁移目的地的卫生计生行政部门发给的《设置医疗机构批准书》，并经原登记机关核准办理注销登记后，再向迁移目的地的卫生计生行政部门申请办理执业登记。

第三十三条　登记机关在受理变更登记申请后，依据条例和本细则的有关规定以及当地《医疗机构设置规划》进行审核，按照登记程序或者简化程序办理变更登记，并作出核准变更登记或者不予变更登记的决定。

第三十四条　医疗机构停业，必须经登记机关批准。除改建、扩建、迁建原因，医疗机构停业不得超过一年。

第三十五条　床位在一百张以上的综合医院、中医医院、中西医结合医院、民族医医院以及专科医院、疗养院、康复医院、妇幼保健院、急救中心、临床检验中心和专科疾病防治机构的校验期为三年；其他医疗机构的校验期为一年。

医疗机构应当于校验期满前三个月向登记机关申请办理校验手续。

办理校验应当交验《医疗机构执业许可证》，并提交下列文件：

（一）《医疗机构校验申请书》；

（二）《医疗机构执业许可证》副本；

（三）省、自治区、直辖市卫生计生行政部门规定提交的其他材料。

第三十六条　卫生计生行政部门应当在受理校验申请后的三十日内完成校验。

第三十七条　医疗机构有下列情形之一的，登记机关可以根据情况，给予一至六个月的暂缓校验期：

（一）不符合《医疗机构基本标准》；

（二）限期改正期间；

（三）省、自治区、直辖市卫生计生行政部门规定的其他情形。

不设床位的医疗机构在暂缓校验期内不得执业。

暂缓校验期满仍不能通过校验的，由登记机关注销其《医疗机构执业许可证》。

第三十八条　各级卫生计生行政部门应当采用电子证照等信息化手段对医疗机构实行全程管理和动态监管。有关管理办法另行制定。

第三十九条　医疗机构开业、迁移、更名、改变诊疗科目以及停业、歇业和校验结果由登记机关予以公告。

第四章 名称

第四十条 医疗机构的名称由识别名称和通用名称依次组成。

医疗机构的通用名称为：医院、中心卫生院、卫生院、疗养院、妇幼保健院、门诊部、诊所、卫生所、卫生站、卫生室、医务室、卫生保健所、急救中心、急救站、临床检验中心、防治院、防治所、防治站、护理院、护理站、中心以及国家卫生计生委规定或者认可的其他名称。

医疗机构可以下列名称作为识别名称：地名、单位名称、个人姓名、医学学科名称、医学专业和专科名称、诊疗科目名称和核准机关批准使用的名称。

第四十一条 医疗机构的命名必须符合以下原则：

（一）医疗机构的通用名称以前条第二款所列的名称为限；

（二）前条第三款所列的医疗机构的识别名称可以合并使用；

（三）名称必须名副其实；

（四）名称必须与医疗机构类别或者诊疗科目相适应；

（五）各级地方人民政府设置的医疗机构的识别名称中应当含有省、市、区、街道、乡、镇、村等行政区划名称，其他医疗机构的识别名称中不得含有行政区划名称；

（六）国家机关、企业和事业单位、社会团体或者个人设置的医疗机构的名称中应当含有设置单位名称或者个人的姓名。

第四十二条 医疗机构不得使用下列名称：

（一）有损于国家、社会或者公共利益的名称；

（二）侵犯他人利益的名称；

（三）以外文字母、汉语拼音组成的名称；

（四）以医疗仪器、药品、医用产品命名的名称。

（五）含有"疑难病"、"专治"、"专家"、"名医"或者同类含义文字的名称以及其他宣传或者暗示诊疗效果的名称；

（六）超出登记的诊疗科目范围的名称；

（七）省级以上卫生计生行政部门规定不得使用的名称。

第四十三条　以下医疗机构名称由国家卫生计生委核准；属于中医、中西医结合和民族医医疗机构的，由国家中医药管理局核准：

（一）含有外国国家（地区）名称及其简称、国际组织名称的；

（二）含有"中国"、"全国"、"中华"、"国家"等字样以及跨省地域名称的；

（三）各级地方人民政府设置的医疗机构的识别名称中不含有行政区划名称的。

第四十四条　以"中心"作为医疗机构通用名称的医疗机构名称，由省级以上卫生计生行政部门核准；在识别名称中含有"中心"字样的医疗机构名称的核准，由省、自治区、直辖市卫生计生行政部门规定。

含有"中心"字样的医疗机构名称必须同时含有行政区划名称或者地名。

第四十五条　除专科疾病防治机构以外，医疗机构不得以具体疾病名称作为识别名称，确有需要的由省、自治区、直辖市卫生计生行政部门核准。

第四十六条　医疗机构名称经核准登记，于领取《医疗机构执业许可证》后方可使用，在核准机关管辖范围内享有专用权。

第四十七条　医疗机构只准使用一个名称。确有需要，经核准机关核准可以使用两个或者两个以上名称，但必须确定一个第一名称。

第四十八条　卫生计生行政部门有权纠正已经核准登记的不适宜的医疗机构名称，上级卫生计生行政部门有权纠正下级卫生计生行政部门已经核准登记的不适宜的医疗机构名称。

第四十九条　两个以上申请人向同一核准机关申请相同的医疗机构名称，核准机关依照申请在先原则核定。属于同一天申请的，应当由申请人双方协商解决；协商不成的，由核准机关作出裁决。

两个以上医疗机构因已经核准登记的医疗机构名称相同发生争议时，核准机关依照登记在先原则处理。属于同一天登记的，应当由双方协商解决；协商不成的，由核准机关报上一级卫生计生行政部门作出裁决。

第五十条　医疗机构名称不得买卖、出借。

未经核准机关许可，医疗机构名称不得转让。

第五章　执业

第五十一条　医疗机构的印章、银行账户、牌匾以及医疗文件中使用的名称应当与核准登记的医疗机构名称相同；使用两个以上的名称的，应当与第一名称相同。

第五十二条　医疗机构应当严格执行无菌消毒、隔离制度，采取科学有效的措施处理污水和废弃物，预防和减少医院感染。

第五十三条　医疗机构的门诊病历的保存期不得少于十五年；住院病历的保存期不得少于三十年。

第五十四条　标有医疗机构标识的票据和病历本册以及处方笺、各种检查的申请单、报告单、证明文书单、药品分装袋、制剂标签等不得买卖、出借和转让。

医疗机构不得冒用标有其他医疗机构标识的票据和病历本册以及处方笺、各种检查的申请单、报告单、证明文书单、药品分装袋、制剂标签等。

第五十五条　医疗机构应当按照卫生计生行政部门的有关规定、标准加强医疗质量管理，实施医疗质量保证方案，确保医疗安全和服务质量，不断提高服务水平。

第五十六条　医疗机构应当定期检查、考核各项规章制度和各级各类人员岗位责任制的执行和落实情况。

第五十七条　医疗机构应当经常对医务人员进行"基础理论、基本知识、基本技能"的训练与考核，把"严格要求、严密组织、严谨态度"落实到各项工作中。

第五十八条　医疗机构应当组织医务人员学习医德规范和有关教材，督促医务人员恪守职业道德。

第五十九条　医疗机构不得使用假劣药品、过期和失效药品以及违禁药品。

第六十条　医疗机构为死因不明者出具的《死亡医学证明书》，只作是否死亡的诊断，不作死亡原因的诊断。如有关方面要求进行死亡原因诊断的，医疗机构必须指派医生对尸体进行解剖和有关死因检查后方能作出死因诊断。

第六十一条　医疗机构在诊疗活动中，应当对患者实行保护性医疗措施，并取得患者家属和有关人员的配合。

第六十二条　医疗机构应当尊重患者对自己的病情、诊断、治疗的知情权利。在实施手术、特殊检查、特殊治疗时，应当向患者作必要的解释。因实施保护性医疗措施不宜向患者说明情况的，应当将有关情况通知患者家属。

第六十三条　门诊部、诊所、卫生所、医务室、卫生保健所和卫生站附设药房（柜）的药品种类由登记机关核定，具体办法由省、自治区、直辖市卫生计生行政部门规定。

第六十四条　为内部职工服务的医疗机构未经许可和变更登记不得向社会开放。

第六十五条　医疗机构被吊销或者注销执业许可证后，不得继续开展诊疗活动。

第六章　监督管理

第六十六条　各级卫生计生行政部门负责所辖区域内医疗机构的监督管理工作。

第六十七条　在监督管理工作中，要充分发挥医院管理学会和卫生工作者协会等学术性和行业性社会团体的作用。

第六十八条　县级以上卫生计生行政部门设立医疗机构监督管理办公室。

各级医疗机构监督管理办公室在同级卫生计生行政部门的领导下开展工作。

第六十九条　各级医疗机构监督管理办公室的职责：

（一）拟订医疗机构监督管理工作计划；

（二）办理医疗机构监督员的审查、发证、换证；

（三）负责医疗机构登记、校验和有关监督管理工作的统计，并向同级卫生计生行政部门报告；

（四）负责接待、办理群众对医疗机构的投诉；

（五）完成卫生计生行政部门交给的其他监督管理工作。

第七十条　县级以上卫生计生行政部门设医疗机构监督员，履行规定的监督管理职责。

医疗机构监督员由同级卫生计生行政部门聘任。

医疗机构监督员应当严格执行国家有关法律、法规和规章，其主要职责是：

（一）对医疗机构执行有关法律、法规、规章和标准的情况进行监督、检查、指导；

（二）对医疗机构执业活动进行监督、检查、指导；

（三）对医疗机构违反条例和本细则的案件进行调查、取证；

（四）对经查证属实的案件向卫生计生行政部门提出处理或者处罚意见；

（五）实施职权范围内的处罚；

（六）完成卫生计生行政部门交付的其他监督管理工作。

第七十一条　医疗机构监督员有权对医疗机构进行现场检查，无偿索取有关资料，医疗机构不得拒绝、隐匿或者隐瞒。

医疗机构监督员在履行职责时应当佩戴证章、出示证件。

医疗机构监督员证章、证件由国家卫生计生委监制。

第七十二条　各级卫生计生行政部门对医疗机构的执业活动检查、指导主要包括：

（一）执行国家有关法律、法规、规章和标准情况；

（二）执行医疗机构内部各项规章制度和各级各类人员岗位责任制情况；

（三）医德医风情况；

（四）服务质量和服务水平情况；

（五）执行医疗收费标准情况；

（六）组织管理情况；

（七）人员任用情况；

（八）省、自治区、直辖市卫生计生行政部门规定的其他检查、指导项目。

第七十三条　国家实行医疗机构评审制度，对医疗机构的基本标准、服务质量、技术水平、管理水平等进行综合评价。县级以上卫生计生行政部门负责医疗机构评审的组织和管理；各级医疗机构评审委员会负责医疗机构评审的具体实施。

第七十四条　县级以上中医（药）行政管理部门成立医疗机构评审委员会，负责中医、中西医结合和民族医医疗机构的评审。

第七十五条　医疗机构评审包括周期性评审、不定期重点检查。

医疗机构评审委员会在对医疗机构进行评审时，发现有违反条例和本细则的情节，应当及时报告卫生计生行政部门；医疗机构评审委员会委员为医疗机构监督员的，可以直接行使监督权。

第七十六条　《医疗机构监督管理行政处罚程序》另行制定。

第七章　处罚

第七十七条　对未取得《医疗机构执业许可证》擅自执业的，责令其停止执业活动，没收非法所得和药品、器械，并处以三千元以下的罚款；有下列情形之一的，责令其停止执业活动，没收非法所得和药品、器械，处以三千元以上一万元以下的罚款：

（一）因擅自执业曾受过卫生计生行政部门处罚；

（二）擅自执业的人员为非卫生技术专业人员；

（三）擅自执业时间在三个月以上；

（四）给患者造成伤害；

（五）使用假药、劣药蒙骗患者；

（六）以行医为名骗取患者钱物；

（七）省、自治区、直辖市卫生计生行政部门规定的其他情形。

第七十八条　对不按期办理校验《医疗机构执业许可证》又不停止诊疗活动的，责令其限期补办校验手续；在限期内仍不办理校验的，吊销其《医疗机构执业许可证》。

第七十九条　转让、出借《医疗机构执业许可证》的，没收其非法所得，并处以三千元以下的罚款；有下列情形之一的，没收其非法所得，处以三千元以上五千元以下的罚款，并吊销《医疗机构执业许可证》：

（一）出卖《医疗机构执业许可证》；

（二）转让或者出借《医疗机构执业许可证》是以营利为目的；

（三）受让方或者承借方给患者造成伤害；

（四）转让、出借《医疗机构执业许可证》给非卫生技术专业人员；

（五）省、自治区、直辖市卫生计生行政部门规定的其他情形。

第八十条　除急诊和急救外，医疗机构诊疗活动超出登记的诊疗科目范围，情节轻微的，处以警告；有下列情形之一的，责令其限期改正，并可处以三千元以下罚款：

（一）超出登记的诊疗科目范围的诊疗活动累计收入在三千元以下；

（二）给患者造成伤害。

有下列情形之一的，处以三千元罚款，并吊销《医疗机构执业许可证》：

（一）超出登记的诊疗科目范围的诊疗活动累计收入在三千元以上；

（二）给患者造成伤害；

（三）省、自治区、直辖市卫生计生行政部门规定的其他情形。

第八十一条　任用非卫生技术人员从事医疗卫生技术工作的，责令其立即改正，并可处以三千元以下罚款；有下列情形之一的，处以三千元以上五千元以下罚款，并可以吊销其《医疗机构执业许可证》：

（一）任用两名以上非卫生技术人员从事诊疗活动；

（二）任用的非卫生技术人员给患者造成伤害。

医疗机构使用卫生技术人员从事本专业以外的诊疗活动的，按使用非卫生技术人员处理。

第八十二条　出具虚假证明文件，情节轻微的，给予警告，并可处以五百元以下的罚款；有下列情形之一的，处以五百元以上一千元以下的罚款：

（一）出具虚假证明文件造成延误诊治的；

（二）出具虚假证明文件给患者精神造成伤害的；

（三）造成其他危害后果的。

对直接责任人员由所在单位或者上级机关给予行政处分。

第八十三条　医疗机构有下列情形之一的，登记机关可以责令其限期改正：

（一）发生重大医疗事故；

（二）连续发生同类医疗事故，不采取有效防范措施；

（三）连续发生原因不明的同类患者死亡事件，同时存在管理不善因素；

（四）管理混乱，有严重事故隐患，可能直接影响医疗安全；

（五）省、自治区、直辖市卫生计生行政部门规定的其他情形。

第八十四条　当事人对行政处罚决定不服的，可以在接到《行政处罚决定通知书》之日起十五日内向作出行政处罚决定的上一级卫生计生行政部门申请复议。上级卫生计生行政部门应当在接到申请书之日起三十日内作出书面答复。

当事人对行政处罚决定不服的，也可以在接到《行政处罚决定通知书》之日起十五日内直接向人民法院提起行政诉讼。

逾期不申请复议、不起诉又不履行处罚决定的，由作出行政处罚决定的卫生计生行政部门填写《行政处罚强制执行申请书》，向人民法院申请强制执行。

第八章　附则

第八十五条　医疗机构申请办理设置审批、执业登记、校验、评审时，应当交纳费用，医疗机构执业应当交纳管理费，具体办法由省级以上卫生计生行政部门会同物价管理部门规定。

第八十六条　各省、自治区、直辖市根据条例和本细则并结合当地的实际情况，制定实施办法。实施办法中的有关中医、中西结合、民族医医疗机构的条款，由省、自治区、直辖市中医（药）行政部门拟订。

第八十七条　条例及本细则实施前已经批准执业的医疗机构的审核登记办法，由省、自治区、直辖市卫生计生行政部门根据当地的实际情况规定。

第八十八条　条例及本细则中下列用语的含义：

诊疗活动：是指通过各种检查，使用药物、器械及手术等方法，对疾病作出判断和消除疾病、缓解病情、减轻痛苦、改善功能、延长生命、帮助患者恢复健康的活动。

医疗美容：是指使用药物以及手术、物理和其他损伤性或者侵入性手段进行的美容。

特殊检查、特殊治疗：是指具有下列情形之一的诊断、治疗活动：

（一）有一定危险性，可能产生不良后果的检查和治疗；

（二）由于患者体质特殊或者病情危笃，可能对患者产生不良后果和危险的检查和治疗；

（三）临床试验性检查和治疗；

（四）收费可能对患者造成较大经济负担的检查和治疗。

卫生技术人员：是指按照国家有关法律、法规和规章的规定取得卫生技术人员资格或者职称的人员。

技术规范：是指由国家卫生计生委、国家中医药管理局制定或者认可的与诊疗活动有关的技术标准、操作规程等规范性文件。

军队的医疗机构：是指中国人民解放军和中国人民武装警察部队编制内的医疗机构。

第八十九条　各级中医（药）行政管理部门依据条例和本细则以及当地医疗机构管理条例实施办法，对管辖范围内各类中医、中西医结合和民族医医疗机构行使设置审批、登记和监督管理权。

第九十条　本细则的解释权在国家卫生计生委。

第九十一条　本细则自1994年9月1日起施行。

职业健康检查管理办法

（根据2019年2月28日《国家卫生健康委关于修改〈职业健康检查管理办法〉等4件部门规章的决定》第一次修正）

第一章　总则

第一条　为加强职业健康检查工作，规范职业健康检查机构管理，保护劳动者健康权益，根据《中华人民共和国职业病防治法》（以下简称《职业病防治法》），制定本办法。

第二条　本办法所称职业健康检查是指医疗卫生机构按照国家有关规定，对从事接触职业病危害作业的劳动者进行的上岗前、在岗期间、离岗时的健康检查。

第三条　国家卫生健康委负责全国范围内职业健康检查工作的监督管理。

县级以上地方卫生健康主管部门负责本辖区职业健康检查工作的监督管理；结合职业病防治工作实际需要，充分利用现有资源，统一规划、合理布局；加强职业健康检查机构能力建设，并提供必要的保障条件。

第二章　职业健康检查机构

第四条　医疗卫生机构开展职业健康检查，应当在开展之日起15个工作日内向省级卫生健康主管部门备案。备案的具体办法由省级卫生健康主管部门依据本办法制定，并向社会公布。

省级卫生健康主管部门应当及时向社会公布备案的医疗卫生机构名单、地址、检查类别和项目等相关信息，并告知核发其《医疗机构执业许可证》的卫生健康主管部门。核发其《医疗机构执业许可证》的卫生健康主管部门应当在该机构的《医疗机构执业许可证》副本备注栏注明检查类别和项目等信息。

第五条　承担职业健康检查的医疗卫生机构（以下简称职业健康检查机构）应当具备以下条件：

（一）持有《医疗机构执业许可证》，涉及放射检查项目的还应当持有《放射诊疗许可证》；

（二）具有相应的职业健康检查场所、候检场所和检验室，建筑总面积不少于400平方米，每个独立的检查室使用面积不少于6平方米；

（三）具有与备案开展的职业健康检查类别和项目相适应的执业医师、护士等医疗卫生技术人员；

（四）至少具有1名取得职业病诊断资格的执业医师；

（五）具有与备案开展的职业健康检查类别和项目相适应的仪器、设备，具有相应职业卫生生物监测能力；开展外出职业健康检查，应当具有相应的职业健康检查仪器、设备、专用车辆等条件；

（六）建立职业健康检查质量管理制度；

（七）具有与职业健康检查信息报告相应的条件。

医疗卫生机构进行职业健康检查备案时，应当提交证明其符合以上条件的有关资料。

第六条 开展职业健康检查工作的医疗卫生机构对备案的职业健康检查信息的真实性、准确性、合法性承担全部法律责任。

当备案信息发生变化时，职业健康检查机构应当自信息发生变化之日起10个工作日内提交变更信息。

第七条 职业健康检查机构具有以下职责：

（一）在备案开展的职业健康检查类别和项目范围内，依法开展职业健康检查工作，并出具职业健康检查报告；

（二）履行疑似职业病的告知和报告义务；

（三）报告职业健康检查信息；

（四）定期向卫生健康主管部门报告职业健康检查工作情况，包括外出职业健康检查工作情况；

（五）开展职业病防治知识宣传教育；

（六）承担卫生健康主管部门交办的其他工作。

第八条 职业健康检查机构应当指定主检医师。主检医师应当具备以下条件：

（一）具有执业医师证书；

（二）具有中级以上专业技术职务任职资格；

（三）具有职业病诊断资格；

（四）从事职业健康检查相关工作三年以上，熟悉职业卫生和职业病诊断相关标准。

主检医师负责确定职业健康检查项目和周期，对职业健康检查过程进行质量控制，审核职业健康检查报告。

第九条　职业健康检查机构及其工作人员应当关心、爱护劳动者，尊重和保护劳动者的知情权及个人隐私。

第十条　省级卫生健康主管部门应当指定机构负责本辖区内职业健康检查机构的质量控制管理工作，组织开展实验室间比对和职业健康检查质量考核。

职业健康检查质量控制规范由中国疾病预防控制中心制定。

第三章　职业健康检查规范

第十一条　按照劳动者接触的职业病危害因素，职业健康检查分为以下六类：

（一）接触粉尘类；

（二）接触化学因素类；

（三）接触物理因素类；

（四）接触生物因素类；

（五）接触放射因素类；

（六）其他类（特殊作业等）。

以上每类中包含不同检查项目。职业健康检查机构应当在备案的检查类别和项目范围内开展相应的职业健康检查。

第十二条　职业健康检查机构开展职业健康检查应当与用人单位签订委托协议书，由用人单位统一组织劳动者进行职业健康检查；也可以由劳动者持单位介绍信进行职业健康检查。

第十三条 职业健康检查机构应当依据相关技术规范，结合用人单位提交的资料，明确用人单位应当检查的项目和周期。

第十四条 在职业健康检查中，用人单位应当如实提供以下职业健康检查所需的相关资料，并承担检查费用：

（一）用人单位的基本情况；

（二）工作场所职业病危害因素种类及其接触人员名册、岗位（或工种）、接触时间；

（三）工作场所职业病危害因素定期检测等相关资料。

第十五条 职业健康检查的项目、周期按照《职业健康监护技术规范》（GBZ 188）执行，放射工作人员职业健康检查按照《放射工作人员职业健康监护技术规范》（GBZ 235）等规定执行。

第十六条 职业健康检查机构可以在执业登记机关管辖区域内或者省级卫生健康主管部门指定区域内开展外出职业健康检查。外出职业健康检查进行医学影像学检查和实验室检测，必须保证检查质量并满足放射防护和生物安全的管理要求。

第十七条 职业健康检查机构应当在职业健康检查结束之日起30个工作日内将职业健康检查结果，包括劳动者个人职业健康检查报告和用人单位职业健康检查总结报告，书面告知用人单位，用人单位应当将劳动者个人职业健康检查结果及职业健康检查机构的建议等情况书面告知劳动者。

第十八条 职业健康检查机构发现疑似职业病病人时，应当告知劳动者本人并及时通知用人单位，同时向所在地卫生健康主管部门报告。发现职业禁忌的，应当及时告知用人单位和劳动者。

第十九条 职业健康检查机构要依托现有的信息平台，加强职业健康检查的统计报告工作，逐步实现信息的互联互通和共享。

第二十条 职业健康检查机构应当建立职业健康检查档案。职业健康检查档案保存时间应当自劳动者最后一次职业健康检查结束之日起不少于15年。

职业健康检查档案应当包括下列材料：

（一）职业健康检查委托协议书；

（二）用人单位提供的相关资料；

（三）出具的职业健康检查结果总结报告和告知材料；

（四）其他有关材料。

第四章　监督管理

第二十一条　县级以上地方卫生健康主管部门应当加强对本辖区职业健康检查机构的监督管理。按照属地化管理原则，制定年度监督检查计划，做好职业健康检查机构的监督检查工作。监督检查主要内容包括：

（一）相关法律法规、标准的执行情况；

（二）按照备案的类别和项目开展职业健康检查工作的情况；

（三）外出职业健康检查工作情况；

（四）职业健康检查质量控制情况；

（五）职业健康检查结果、疑似职业病的报告与告知以及职业健康检查信息报告情况；

（六）职业健康检查档案管理情况等。

第二十二条　省级卫生健康主管部门应当对本辖区内的职业健康检查机构进行定期或者不定期抽查；设区的市级卫生健康主管部门每年应当至少组织一次对本辖区内职业健康检查机构的监督检查；县级卫生健康主管部门负责日常监督检查。

第二十三条　县级以上地方卫生健康主管部门监督检查时，有权查阅或者复制有关资料，职业健康检查机构应当予以配合。

第五章　法律责任

第二十四条　无《医疗机构执业许可证》擅自开展职业健康检查的，由县级以上地方卫生健康主管部门依据《医疗机构管理条例》第四十四条的规定进行处理。

第二十五条　职业健康检查机构有下列行为之一的，由县级以上地方卫生健康主管部门责令改正，给予警告，可以并处3万元以下罚款：

（一）未按规定备案开展职业健康检查的；

（二）未按规定告知疑似职业病的；

（三）出具虚假证明文件的。

第二十六条　职业健康检查机构未按照规定报告疑似职业病的，由县级以上地方卫生健康主管部门依据《职业病防治法》第七十四条的规定进行处理。

第二十七条　职业健康检查机构有下列行为之一的，由县级以上地方卫生健康主管部门给予警告，责令限期改正；逾期不改的，处以三万元以下罚款：

（一）未指定主检医师或者指定的主检医师未取得职业病诊断资格的；

（二）未按要求建立职业健康检查档案的；

（三）未履行职业健康检查信息报告义务的；

（四）未按照相关职业健康监护技术规范规定开展工作的；

（五）违反本办法其他有关规定的。

第二十八条　职业健康检查机构未按规定参加实验室比对或者职业健康检查质量考核工作，或者参加质量考核不合格未按要求整改仍开展职业健康检查工作的，由县级以上地方卫生健康主管部门给予警告，责令限期改正；逾期不改的，处以三万元以下罚款。

第六章　附则

第二十九条　本办法自2015年5月1日起施行。2002年3月28日原卫生部公布的《职业健康监护管理办法》同时废止。

2018 健康体检中心管理规范（试行）

为规范健康体检中心的管理工作，提高健康体检水平，保障医疗质量和医疗安全，根据《中华人民共和国执业医师法》《医疗机构管理条例》《护士条例》《健康体检管理暂行规定》等法律法规制定本规范。本规范适用于独立设置的健康体检中心。

一、机构管理

（一）健康体检中心应当制定并落实管理规章制度，执行国家颁布或者认可的技术规范和操作规程，明确工作人员岗位职责，严格落实消防、安全保卫、应急疏散和医院感染防控等措施，保障健康体检服务安全、有效地开展。

（二）应当按照登记机关核准的诊疗科目开展健康体检服务，原则上不开展临床治疗工作（急救抢救除外）。

（三）健康体检中心负责人是本机构医疗质量安全管理第一责任人。应当设置医疗质量安全管理部门，负责质量安全管理与控制工作，医疗质量安全管理人员应当由具有副高级及以上专业技术职务任职资格的执业医师担任，具备相关专业知识和管理工作经验。

（四）应当参与各级健康体检质量控制中心的各项活动，并接受卫生健康行政部门或者质量控制中心开展的质量管理与控制。

（五）按照相关规定做好内部质量、安全、服务、技术、财务、治安和后勤保障等方面的管理。

二、质量管理

健康体检中心应当按照以下要求开展质量管理工作：

（一）卫生专业技术人员配置符合《健康体检中心基本标准（试行）》的规定。

（二）应当建立机构内部质量管理体系，保证质量管理体系运行有效。制定质量目标，并根据目标要求定期检查。对重点环节和影响医疗质量安全的高危因素进行监测、分析和反馈，提出控制措施。

（三）应当严格落实各项规章制度，做好培训、执行、分析及改进记录。

（四）健康体检各项检查应当严格按照相关技术规范、标准和操作规程。

（五）健康体检至少应当包括健康问卷、临床科室检查、实验室检查、辅助仪器检查内容。健康体检项目宜分为基础体检项目和备选体检项目，受检者可结合自身健康状况，在医生专业指导下选择适宜的体检项目。

（六）健康体检报告应当符合以下要求：

1.健康体检报告应当客观、准确、完整，规范使用医学术语，表述准确，语句通顺。

2.健康体检报告应当包括受检者在本机构体检的唯一标识、受检者基本信息、疾病史、家族史等。

3.质量控制管理部门应当定期对体检报告质量进行抽检，抽检量不低于3%。

（七）应当制定并落实工作人员培训计划，并进行考核，使工作人员具备与本职工作相关的专业知识和技能。建立技术人员专业知识更新、专业技能维持与培养的医学继续教育制度和记录。

（八）应当按照规定使用和管理医疗设备、医疗耗材、放射防护用品、消毒药械和医疗用品等。

三、安全管理

（一）健康体检中心应当具有应急处理能力，建立各类应急处置预案（如晕针、针刺伤、低血糖、跌倒、心脏骤停、停水、停电、信息系统故障等），并定期开展应急处理能力培训和演练。

（二）应当按照国家有关法规加强信息安全管理，做好受检者信息资料备份保存及隐私保护。

（三）应当按照国家有关法规做好消防安全管理。

（四）应当配备必要的安全设备和个人防护用品，保证工作人员能够正确使用。

（五）健康体检中心应当加强医院感染预防与控制工作，建立并落实相关规章制度和工作规范，科学设置工作流程，降低医院感染的风险。

（六）建筑布局应当遵循环境卫生学和感染控制的原则，做到布局合理、分区明确、标识清楚，符合功能流程的基本要求。

（七）应当严格执行医疗器械、器具的消毒技术规范，并达到以下要求：

1.进入受检者组织、无菌器官的医疗器械、器具和物品应当达到灭菌水平。

2.接触受检者皮肤、黏膜的医疗器械、器具和物品应当达到消毒水平。

3. 各种用于注射、穿刺等有创操作的医疗器具应当采用一次性耗材。消毒药械、一次性医疗器械和器具应当符合国家有关规定。一次性使用的医疗器械、器具不得重复使用。

4. 医务人员的手卫生应当遵循《医务人员手卫生规范》。

（八）应当按照《医疗废物管理条例》及有关规定对医疗废物进行分类和处理。

（九）与就近具有救治能力的医院签订急危重症受检者处理与转诊协议。

四、监督与管理

（一）各级卫生健康行政部门应当加强对辖区内健康体检中心的监督管理，卫生健康监督机构每年现场监督检查不少于一次，发现存在质量问题或者安全隐患时，应当责令其立即整改。

（二）各级卫生健康行政部门履行监督检查职责时，有权采取下列措施：

1. 对健康体检中心进行现场检查，了解情况，调查取证。

2. 查阅或者复制质量和安全管理的有关资料，采集、封存样品。

3. 依法责令停止违法违规行为。

（三）对于违反有关法律法规和本规范规定的，卫生健康行政部门应当视情节依法依规进行处罚；构成犯罪的，应当依法追究刑事责任。

健康体检中心基本标准（试行）

健康体检中心是独立设置的医疗机构，不包括医疗机构内部的体检中心和体检科室等。健康体检中心主要通过医学手段和方法对受检者进行身体检查，了解受检者健康状况、早期发现疾病线索和健康隐患。

一、诊疗科目

应当至少设置内科、外科、妇产科（妇科专业）、眼科、耳鼻咽喉科、口腔科、医学检验科、医学影像科。

二、科室设置

应当包括内科、外科、妇科、眼科、耳鼻喉科、口腔科、检验科、放射科、超声科、心电图室，以及质量与安全管理、健康管理、医院感染管理、体检资料管理、信息、设备、消毒供应室等部门。

三、人员配置

（一）至少有2名具有内、外科副高级及以上专业技术职务任职资格的执业医师，经设区的市级以上卫生健康行政部门培训并考核合格，负责审核签署健康体检报告；每个临床检查科室、医技检查科室至少有1名具有中级及以上专业技术职务任职资格的执业医师。

（二）至少有10名护士，其中至少有5名具有主管护师及以上专业技术职务任职资格。

（三）医技人员应当具有专业技术职务任职资格和相关岗位的任职资格。

（四）质量安全管理、健康管理、医院感染管理、体检资料管理、信息、设备、消毒供应室等部门应当配备满足健康体检需要的相应人员。

四、基本设施

（一）具有独立的健康体检及候检场所，建筑总面积不少于400平方米，医疗用房面积不少于总面积的75%。各检查科室应独立，每检查室净使用面积不得小于6平方米。

（二）整体建筑设施执行国家无障碍设计相关标准，并符合消防、安全保卫、应急疏散等功能要求。

（三）体检区域应当有空气调节设备，保持适宜温度和良好通风，各物理检查科室和辅助仪器检查项目独立设置并有规范、清晰、醒目的标识导向系统。

（四）设置医疗废物暂存处，实行医疗废物分类管理。

（五）健康体检中心的建设，在执行本标准的同时，还应当符合国家现行的相关标准和规范。

五、分区布局

（一）候检与咨询区

空间相对开放，设置独立，有明确的标识，有专人负责。

（二）体检区

能够完成相关健康体检项目，宜按性别分区。

（三）辅助功能区

集中供电、供水以及消毒供应室和其他等。

（四）管理区

质量与安全、医院感染、设备、体检资料、信息化等管理部门。

六、基本设备

（一）常规设备：应当配备符合开展健康体检项目要求的仪器设备。如：测量尺、身高体重计、血压计、裂隙灯、显微镜、血细胞分析计数仪、尿液分析检测仪、全自动或半自动生化仪、十二导联同步心电图机、X线光机（DR）、彩色多普勒超声诊断仪等。

（二）急救设备：至少配备全导联心电图机、心脏除颤仪、简易呼吸器、负压吸引器、气管插管设备、供氧设备、抢救车及急救药品。

（三）信息化设备：配置具备信息报送、传输和自动化办公功能的网络计算机等设备，配备与功能相适应的信息管理系统，信息化建设符合国家和所在区域相关要求。

七、管理

建立健康体检质量安全管理体系，制定各项规章制度、人员岗位职责。施行由国家制定或认可的技术规范和操作规程。规章制度至少包括受检者隐私保护制度、健康体检操作查对制度、健康体检科室间会诊制度、健康体检报告管理制度、疑难健康体检报告讨论制度、健康体检高危异常检查结果登记追访制度、健康体检医院感染管理制度、健康体检传染病报告制度、设施与设备管理制度、医务人员职业安全防护管理制度、医疗废物处置管理制度、患者抢救与转诊制度、停电停水等突发事件的应急预案以及消防制度。工作人员必须参加各项规章制度、岗位职责、流程规范的学习和培训，并有记录。

卫生部办公厅关于进一步规范乙肝项目检测的通知

（卫办政法发〔2011〕14号）

各省、自治区、直辖市卫生厅局，新疆生产建设兵团卫生局：

近来有媒体报道，一些企业和单位在招聘时变换手法，变相强迫应聘者进行乙肝项目检测，甚至侵犯应聘者的隐私权。为切实维护乙肝表面抗原携带者权利，现就进一步规范乙肝项目检测通知如下：

一、各级各类医疗机构要从履行社会责任、保障平等就业权利的高度，认识就业体检取消乙肝项目检测的重大意义，严格执行人力资源和社会保障部、教育部和卫生部联合印发的《关于进一步规范入学和就业体检项目维护乙肝表面抗原携带者入学和就业权利的通知》（人社部发〔2010〕12号）和《卫生部办公厅关于加强乙肝项目检测管理工作的通知》（卫办医政发〔2010〕38号），坚决纠正不符合通知要求的行为。

二、各级各类医疗机构在就业体检中，无论受检者是否自愿，一律不得提供乙肝项目检测服务。

对非就业体检，受检者本人主动要求进行乙肝项目检测的，医疗机构除应当妥善保存好受检者签署的知情同意书外，还应当制发独立于常规体检报告的乙肝项目检测结果报告。

三、各级各类医疗机构出具的就业体检报告或者其他体检报告，无论体检费用是由受检者本人承担还是由受检者所在单位承担的，一律由受检者本人或受检者指定的人员领取。

四、体检报告应当完全密封，并在显著位置注明本体检报告仅限受检者本人拆阅。

五、地方各级卫生行政部门对收到的违规开展乙肝项目检测的投诉、举报等，要调查核实。凡查证属实、违反规定的，一律要予以通报批评，并依法依规严肃处理；情节严重的，对医疗机构主要负责人和直接责任人予以行政处分。

卫生部办公厅关于规范健康体检应用放射检查技术的通知

（卫办监督发〔2012〕148号）

各省、自治区、直辖市卫生厅局，新疆生产建设兵团卫生局：

根据《医疗机构管理条例》、《健康体检管理暂行规定》和《放射诊疗管理规定》，为有效控制健康体检中受检者受照剂量，切实保护受检者健康，现就规范健康体检放射检查有关事项通知如下：

一、健康体检应用放射检查技术必须按照《放射诊疗管理规定》、《健康体检管理暂行规定》以及有关放射卫生防护标准的要求。

二、医疗机构应当制定放射检查质量保证方案和管理制度，确保放射检查的设备、人员和技术等方面符合国家相关法规、标准和规范的要求。

三、健康体检应用放射检查技术必须遵循正当性和防护最优化原则，在保证诊断影像质量的前提下，尽可能降低受照剂量，严格控制使用剂量较大、风险较高的放射检查技术。

四、医疗机构制定《健康体检项目目录》时，应当针对不同人群科学制定放射检查项目，不得将放射检查列入对儿童及婴幼儿的健康体检项目。

五、健康体检应用放射检查技术应当事先在体检方案或体检表中告知受检者该项检查的目的和风险。严格控制放射检查频次和受照剂量，一般每年在健康体检中应用放射检查技术不超过1次。

六、健康体检应当优先使用普通X线摄影、CR（计算机X线摄影）；有条件的地区，推荐使用DR（数字X线摄影）取代普通X线摄影和CR检查。健康体检不得使用直接荧光屏透视；除非有明确的疾病风险指征（如年龄在50周岁以上并且长期大量吸烟、心血管疾病风险评估为中高风险等），否则不宜使用CT（计算机断层扫描装置）；不得使用PET（正电子发射断层显像装置）、PET/CT、PECT（单光子发射计算机断层显像装置）和SPECT/CT。

七、医疗机构应当为受检者配备必要的放射防护用品，对非投照部位采取必要的防护措施；严格控制照射野范围，避免邻近照射野的敏感器官或组织受到直接照射；对育龄妇女腹部或骨盆进行 X 线检查前，应当确定其是否怀孕，不得对孕妇进行腹部或骨盆放射影像检查。检查中除受检者本人外，不得允许其他人员留在机房内，当受检者需要扶携或近身护理时，对扶携和护理者也应采取相应的防护措施。

人力资源和社会保障部、教育部、卫生部关于切实贯彻就业体检中乙肝项目检测规定的通知

（人社部发〔2011〕25 号）

各省、自治区、直辖市人力资源社会保障厅（局）、教育厅（教委）、卫生厅（局），福建省公务员局，新疆生产建设兵团人事局、劳动保障局、教育局、卫生局：

《关于进一步规范入学和就业体检项目维护乙肝表面抗原携带者入学和就业权利的通知》（人社部发〔2011〕12 号，以下简称《通知》）下发后，通过各方共同努力，乙肝表面抗原携带者就业环境得到进一步改善。目前，正值劳动者特别是应届高校毕业生求职签约的高峰期，侵害乙肝表面抗原携带者合法就业权利的现象仍有发生，部分用人单位和医疗卫生机构仍通过多种借口检测求职者的乙肝项目。为切实贯彻《通知》有关规定，防止就业体检中乙肝项目检测行为发生，现就有关问题通知如下：

一、切实取消就业体检中乙肝项目检测

（一）指导督促各类用人单位严格执行政策规定。各地人力资源社会保障行政部门要在组织开展公务员招录体检工作中，严格执行《关于修订〈公务员录用体检通用标准（试行）〉及〈公务员录用体检操作手册（试行）〉的通知》（人社部发〔2010〕19 号）和《关于印发公务员录用体检特殊标准（试行）的通知》（人社部发〔2010〕82 号）有关规定；指导各类事业单位在公开招聘体检中，落实《关于进一步规范事业单位公开招聘工作的通知》（人社部发〔2010〕92 号）要求，除卫生部核准并予以公布的

特殊职业外，不得要求进行乙肝项目检测；采取多种形式向各类企业宣传和介绍相关政策规定，禁止企业在就业体检中采取任何形式要求求职者接受乙肝项目检测，对企业违规行为，一经举报查实，要依法处理。省级人力资源社会保障行政部门要会同卫生行政部门在今年上半年统一印制专题宣传画和宣传手册，通过公共就业人才服务机构和社会保险经办机构发放和张贴。同时，结合各类招聘活动或依托基层劳动保障工作平台送政策上门等方式，扩大宣传覆盖面，将国家禁止就业体检中乙肝项目检测的政策规定宣传到每一个用人单位，引导用人单位了解和执行政策规定。

（二）完善医疗卫生机构的体检服务管理。各级卫生行政部门要加强监督检查，督促医疗卫生机构按照相关规定完善体检项目和体检表，明确区分就业体检和其他健康体检。有条件的地区，可制定统一的就业体检表。医疗卫生机构要进一步完善乙肝项目检测知情同意制度，有关体检报告应当完全密封，交受检者本人或受检者指定的人员，保护乙肝项目受检者的隐私权。

（三）增强高校毕业生维权能力。教育行政部门要将就业体检相关政策纳入高校毕业生就业指导内容，提高高校毕业生维权意识和能力。人力资源社会保障行政部门要结合公共就业服务进校园等活动，向高校毕业生宣传劳动就业法律法规相关规定，介绍劳动者维权方式和渠道。

二、加大监督检查力度，严厉查处违法违规行为

（四）加强对人力资源市场和各类用人单位的监督检查。县级以上地方人力资源社会保障部门要开展主动巡查，切实加强对人力资源市场中介活动及用人单位招工行为的日常监督。各地要将禁止在就业体检中开展乙肝项目检测作为"清理整顿人力资源市场秩序专项行动"的重要执法检查内容，对违法违规行为，依法严厉查处。县级以上调解仲裁机构要对因涉及乙肝歧视发生的劳动人事争议依法进行调处。

（五）加强对医疗卫生机构的监督管理。县级以上地方卫生行政部门要加强对本行政区域内医疗卫生机构及其医务人员开展体检的监督管理，对医疗卫生机构开展的就业体检项目、健康体检项目以及检验报告、体检

报告的管理进行检查，确保医疗卫生机构及其医务人员按照规定开展乙肝项目检测。将医疗卫生机构执行《通知》情况纳入现有医疗卫生机构管理评价体系，建立长效机制。对违反规定进行乙肝项目检测，或泄露乙肝表面抗原携带者个人隐私的医疗卫生机构或医务人员，卫生行政部门要依照相关法律法规规定进行处理。

（六）设立和公布投诉举报电话。省级人力资源社会保障、教育、卫生行政部门要对地市级和县级人力资源社会保障、教育、卫生行政部门的投诉举报电话设立、公布及使用情况进行监督和检查，确保投诉举报渠道的畅通。要认真受理投诉、举报，做到发现一起，查处一起。

三、开展宣传教育，强化舆论监督

（七）积极组织开展乙肝防治科学知识的宣传和教育。县级以上卫生行政部门要把加强乙肝防治宣传教育工作纳入当地健康教育规划，依托网络、电视、广播、报刊等公众媒体和医疗卫生机构的宣传长廊、教育处方等渠道，大力宣传乙肝防治科学知识；充分发挥相关专业行业协会的作用，组织开展乙肝宣传活动，逐步消除公众对乙肝病毒携带者的疑虑。教育行政部门要面向教育机构开展系列宣传教育，将乙肝病毒传播途径与防治基本知识纳入中小学相关课程，对学生普遍开展相应的教育。各相关部门要大力宣传维护乙肝表面抗原携带者权利的法律法规和政策。

（八）加强舆论监督。各级人力资源社会保障、卫生行政部门要在其政府网站和新闻媒体公开发布所查处的用人单位或医疗卫生机构的乙肝项目检测违规情况，以起到舆论震慑作用。鼓励新闻媒体对政府行政部门、医疗卫生机构和用人单位进行监督。

四、明确职责分工，加强协调配合

（九）明确职责分工。县级以上人力资源社会保障行政部门要将维护乙肝表面抗原携带者就业权利作为就业工作的重要组成部分，加强组织领导，认真做好对各类用人单位用工行为的指导、监督和检查工作，对违法违规行为依法查处；卫生行政部门要认真做好对医疗卫生机构的监督管理，会同有关部门做好宣传引导工作；教育行政部门要认真开展对学生的乙肝知识教育，指导高校将乙肝表面抗原携带者的就业权利和维权渠道纳入就业指导工作当中。

（十）加强部门合作。各级人力资源社会保障、教育和卫生行政部门要建立定期沟通协调机制，加强联系，强化配合。各地可结合实际联合开展专项检查活动，加大对就业体检中乙肝项目检测违法违规行为的打击力度，共同推动政策落实。各省级人力资源社会保障、教育、卫生行政部门要在6月底前，将本通知和《通知》贯彻落实情况向人力资源社会保障部、教育部、卫生部报告。

健康体检管理暂行规定

第一章　总则

第一条　为加强健康体检管理，保障健康体检规范有序进行，根据《中华人民共和国执业医师法》、《医疗机构管理条例》、《护士条例》等法律法规制定本规定。

第二条　本规定所称健康体检是指通过医学手段和方法对受检者进行身体检查，了解受检者健康状况、早期发现疾病线索和健康隐患的诊疗行为。

第三条　卫生部负责全国健康体检的监督管理。县级以上地方人民政府卫生行政部门负责本行政区域内健康体检的监督管理。

第二章　执业条件和许可

第四条　具备下列条件的医疗机构，可以申请开展健康体检。

（一）具有相对独立的健康体检场所及候检场所，建筑总面积不少于400平方米，每个独立的检查室使用面积不少于6平方米；

（二）登记的诊疗科目至少包括内科、外科、妇产科、眼科、耳鼻咽喉科、口腔科、医学影像科和医学检验科；

（三）至少具有2名具有内科或外科副高以上专业技术职务任职资格的执业医师，每个临床检查科室至少具有1名中级以上专业技术职务任职资格的执业医师；

（四）至少具有10名注册护士；

（五）具有满足健康体检需要的其他卫生技术人员；

（六）具有符合开展健康体检要求的仪器设备。

第五条　医疗机构向核发其《医疗机构执业许可证》的卫生行政部门（以下简称登记机关）申请开展健康体检。

第六条　登记机关应当按照第四条规定的条件对申请开展健康体检的医疗机构进行审核和评估，具备条件的允许其开展健康体检，并在《医疗机构执业许可证》副本备注栏中予以登记。

第三章　执业规则

第七条　医疗机构根据卫生部制定的《健康体检基本项目目录》制定本单位的《健康体检项目目录》（以下简称《目录》），并按照《目录》开展健康体检。

医疗机构的《目录》应当向登记机关备案；不设床位和床位在99张以下的医疗机构还应向登记机关的上一级卫生行政部门备案。

第八条　医疗机构应用医疗技术进行健康体检，应当遵守医疗技术临床应用管理有关规定，应用的医疗技术应当与其医疗服务能力相适应。

医疗机构不得使用尚无明确临床诊疗指南和技术操作规程的医疗技术用于健康体检。

第九条　医疗机构开展健康体检应当严格遵守有关规定和规范，采取有效措施保证健康体检的质量。

第十条　医疗机构应当采取有效措施保证受检者在健康体检中的医疗安全。

第十一条　医疗机构开展健康体检应当按照有关规定履行对受检者相应的告知义务。

第十二条　医疗机构应当按照《医疗机构临床实验室管理办法》有关规定开展临床实验室检测，严格执行有关操作规程出具检验报告。

第十三条　各健康体检项目结果应当由负责检查的相应专业执业医师

记录并签名。

第十四条　医疗机构应当对完成健康体检的受检者出具健康体检报告。健康体检报告应当包括受检者一般信息、体格检查记录、实验室和医学影像检查报告、阳性体征和异常情况的记录、健康状况描述和有关建议等。

第十五条　健康体检报告应当符合病历书写基本规范。

第十六条　医疗机构应当指定医师审核签署健康体检报告。负责签署健康体检报告的医师应当具有内科或外科副主任医师以上专业技术职务任职资格，经设区的市级以上人民政府卫生行政部门培训并考核合格。

第十七条　医疗机构开展健康体检必须接受设区的市级以上人民政府卫生行政部门组织的质量控制管理。

第十八条　医疗机构应当制定合理的健康体检流程，严格执行有关规定规范，做好医院感染防控和生物安全管理。

第十九条　医疗机构开展健康体检不得以赢利为目的对受检者进行重复检查，不得诱导需求。

第二十条　医疗机构不得以健康体检为名出售药品、保健品、医疗保健器械等。

第二十一条　医疗机构应当加强健康体检中的信息管理，确保信息的真实、准确和完整。未经受检者同意，不得擅自散布、泄露受检者的个人信息。

第二十二条　受检者健康体检信息管理参照门诊病历管理有关规定执行。

第四章　外出健康体检

第二十三条　外出健康体检是指医疗机构在执业地址以外开展的健康体检。

除本规定的外出健康体检，医疗机构不得在执业地址外开展健康体检。

第二十四条　医疗机构可以在登记机关管辖区域范围内开展外出健康

体检。

第二十五条　医疗机构开展外出健康体检前，应当与邀请单位签订健康体检协议书，确定体检时间、地点、受检人数、体检的项目和流程、派出医务人员和设备的基本情况等，并明确协议双方法律责任。

第二十六条　医疗机构应当于外出健康体检前至少20个工作日向登记机关进行备案，并提交以下备案材料：

（一）外出健康体检情况说明，包括邀请单位的基本情况、受检者数量、地址和基本情况、体检现场基本情况等；

（二）双方签订的健康体检协议书；

（三）体检现场标本采集、运送等符合有关条件和要求的书面说明；

（四）现场清洁、消毒和检后医疗废物处理方案；

（五）医疗机构执业许可证副本复印件。

第二十七条　外出健康体检的场地应当符合本办法第四条第一项要求。进行血液和体液标本采集的房间应当达到《医院消毒卫生标准》中规定的Ⅲ类环境，光线充足，保证安静。

第二十八条　医疗机构应当按照《目录》开展外出健康体检。外出健康体检进行医学影像学检查和实验室检测必须保证检查质量并满足放射防护和生物安全的管理要求。

第五章　监督管理

第二十九条　无《医疗机构执业许可证》开展健康体检的，按照《医疗机构管理条例》第四十四条处理。

医疗机构未经许可开展健康体检的，按照《医疗机构管理条例》第四十七条处理。

第三十条　未经备案开展外出健康体检的，视为未变更注册开展诊疗活动，按照《医疗机构管理条例》和《执业医师法》有关条款处理。

第三十一条　健康体检超出备案的《健康体检项目目录》的，按照《医疗机构管理条例》第四十七条处理。

第三十二条 医疗机构出具虚假或者伪造健康体检结果的,按照《医疗机构管理条例》第四十九条处理。

第三十三条 开展健康体检引发医疗事故争议的按照《医疗事故处理条例》处理。

第六章 附 则

第三十四条 本规定所称健康体检不包括职业健康检查、从业人员健康体检、入学、入伍、结婚登记等国家规定的专项体检、基本公共卫生服务项目提供的健康体检和使用新型农村合作医疗基金为参加新型农村合作医疗农民开展的健康体检以及专项疾病的筛查和普查等。

第三十五条 已开展健康体检服务的医疗机构,应当在2009年11月30日前完成健康体检服务登记。

第三十六条 本办法自2009年9月1日起施行。

苏州市健康管理(体检)机构健康管理学科建设情况调查表
一般情况调查表

1. 机构名称＿＿＿＿＿＿ 面积＿＿＿＿＿＿平方米。

2.2020年机构人员总数(指健康管理(体检)机构专职人员)为＿＿人。

3.2020年机构人员中是研究生学历的有＿＿＿＿人。

4.2020年机构发表论文＿＿＿＿篇。

5.2020年机构开展各级研究课题＿＿＿＿项。

6.2020年机构引进新技术或发明新技术＿＿＿＿项。

7. 在体检中,健康问卷使用情况:

(1)经常 (2)部分 (3)很少 (4)没有

8. 在体检中,健康风险评估技术使用情况:

(1)经常 (2)部分 (3)很少 (4)没有

9. 在体检中,健康追踪干预开展情况:

(1)全部 (2)部分 (3)很少 (4)没有

10.2020年健康管理(体检)总收入为＿＿＿＿元。

11.2020年体检总人数为_____人，其中职业体检_____人、健康体检_____人。

12.2020年健康管理（体检）人数中，男性_____人、女性_____人。

13.2020年健康管理（体检）人数中：

30岁以下_____人；

31~60岁_____人；

60岁以上_____人。

14.2020年健康管理（体检）人数中，男性前6种健康问题检出情况（例如脂肪肝、高血糖、高血脂、肺结节等）。

名称1：____，体检人数：____，检出人数：____人，检出率_____%。

名称2：____，体检人数：____，检出人数：____人，检出率_____%。

名称3：____，体检人数：____，检出人数：____人，检出率_____%。

名称4：____，体检人数：____，检出人数：____人，检出率_____%。

名称5：____，体检人数：____，检出人数：____人，检出率_____%。

名称6：____，体检人数：____，检出人数：____人，检出率_____%。

15.2020年健康管理（体检）人数中，女性前6种健康问题检出情况（例如乳腺结节增生、甲状腺异常、高血糖、高血脂等）。

名称1：____，体检人数：____，检出人数：____人，检出率_____%。

名称2：____，体检人数：____，检出人数：____人，检出率_____%。

名称3：____，体检人数：____，检出人数：____人，检出率_____%。

名称4：____，体检人数：____，检出人数：____人，检出率_____%。

名称5：____，体检人数：____，检出人数：____人，检出率_____%。

名称6：____，体检人数：____，检出人数：____人，检出率_____%。

填写人_____

苏州市健康管理（体检）机构体检质量自评表——第一部分
结构质量

一、资源配置

项目	基本要求	主要内容及考核要点	档次	考核方法	分值	得分
依法执业	具备执业资质	具有卫生行政部门颁发的"健康体检"执业许可证	C级要求	查阅资料	5	
		符合C级要求	B级要求	查阅资料，现场查看	3	
		健康体检中心是独立设置的医疗机构，不包括医疗机构内部的体检中心和体检科室				
		符合B级要求	A级要求	查阅资料，现场查看	2	
		健康体检中心体系完善，不断改进并有成效				
场地设置	场地设置符合要求，并与功能要求相符合，并做到医、检分离	具有独立的健康体检场所及候检区域	C	查阅资料，现场查看	5	
		场地建筑总面积不少于400平方米				
		每个检查室面积不少于6平方米				
		具备消防、安全、保卫、应急疏散等功能要求				
		医疗用房面积不少于总面积的75%				
		符合C级要求	B	查阅资料，现场查看	3	
		整体建筑设施执行国家无障碍设计相关标准，运行良好				
		体检中心基础设施不断优化				
		符合B级要求	A	查阅资料，现场查看	2	
		按性别分别设置物理检查室				
		持续改进并取得成效				

续表

项目	基本要求	主要内容及考核要点	档次	考核方法	分值	得分
体检布局、流程	布局合理，环境符合各项要求	有体检中心布局图、体检流程图、健康宣教内容	C	查阅资料，现场查看	5	
		有空气调节设备，保持适宜的温度和良好的通风				
		有医疗废物暂存处，实行医疗废物分类管理				
		符合 C 级要求	B	查阅资料，现场查看	3	
		布局合理、分区合理、标识清楚，方便受检者进行体检				
		体检环境符合环境卫生学要求				
		各物理检查科室及辅助仪器检查项目独立设置并有规范、清晰、醒目的标识导向				
		按感控要求，有专人负责，符合感控原则				
		职能部门对体检布局、环境状况进行检查与监管				
		符合 B 级要求	A	查阅资料，现场查看	2	
		体检中心环境不断优化，体现持续改进并有成效				
设备设施	各项设施配备符合体检中心的功能与任务要求	常规设备——具有与开展项目一致的设备设施	C	查阅资料，现场查看	5	
		抢救设备——具备规范的抢救设备、药品，并处于完好备用状态				
		信息化设备——具备信息报送、传输和自动化办公功能的网络计算机等设备，配备有与功能相适应的信息管理系统				

项目	基本要求	主要内容及考核要点	档次	考核方法	分值	得分
设备设施	各项设施配备符合体检中心的功能与任务要求	符合 C 级要求	B	查阅资料、台账，现场查看	3	
		每 500 平方米或每一楼层设一抢救车（内含常规急救药品、静脉用液体、开口器、压舌板、拉舌钳、简易呼吸器、手电筒、血压计、听诊器及相应基础耗材等）、氧气枕、负压吸引装置、气管插管设备等				
		各类设备定点放置、专人负责，定期检查、性能完好，处于备用状态				
		各仪器有消毒、维护、维修、年检合格记录				
		各仪器有使用流程及说明				
		符合 B 级要求	A	查阅资料，现场查看，人员访谈	2	
		配备必要的安全设备和个人防护用品，保证工作人员正确使用				
		持续改进并取得成效，各类设备设施管理符合规范要求，监管资料完整				
人员资质和结构	人员配备符合要求并能满足体检中心功能任务需要	参与体检工作的医师应具有本地执业资格并按时注册，体检医师的工作内容应与执业范围一致	C	查阅资料、台账，现场查看	5	
		每个临床检查科室、医技检查科室至少有 1 名具有中级及以上专业技术职务任职资格的执业医师				
		至少有 2 名具有内、外科副高级及以上专业技术职务任职资格的执业医师担任主检医师，并通过市级以上卫生行政部门培训、考核合格				

续表

项目	基本要求	主要内容及考核要点	档次	考核方法	分值	得分
人员资质和结构	人员配备符合要求并能满足体检中心功能任务需要	根据体检中心规模配置护士人数，至少有10名护士，其中至少有5名具有主管护师及以上专业技术职务任职资格	C	查阅资料、台账，现场查看	5	
		参与体检工作的护士应具有本地执业资格并按时注册				
		医技人员应当具有专业技术职务任职资格和相关岗位的任职资格，同时具备相应操作设备的上岗证				
		符合C级要求	B	查阅资料、台账，现场查看	3	
		在体检中心工作的护士应当具备3年以上的工作经验				
		质量安全管理、健康管理、医院感染管理、体检资料管理、信息、设备等部门应当配备满足健康体检需要的相应人员				
		符合B级要求	A	查阅资料、台账，现场查看	2	
		人员结构配置合理，工作落实到位				
		人员梯队结构持续改进，至少有1~2名健康管理师，体现持续改进并有成效				
科室设置	科室设置符合卫生计生行政部门设置批准	科室设置与体检中心的功能和任务相适应，至少具备内科、外科、妇科、眼科、口腔、耳鼻咽喉科、超声科、放射科、心电图室及相关职能部门	C	查阅资料、台账，现场查看	5	
		符合C级要求	B	查阅资料、台账，现场查看	3	
		科室配置满足专科设置和建设发展要求，设有健康管理、体检资料管理、质量与安全管理等部门				
		符合B级要求	A	查阅资料、台账，现场查看	2	
		按要求完成定期校验并达到合格标准				

二、管理体系

项目	基本要求	主要内容及考核要点	档次	考核方法	分值	得分
管理组织	管理体系框架健全，职责、分工明确，质量目标不断完善	健康体检中心根据自身实际建立质量控制组织	C	查阅资料、台账，现场查看	5	
		有明确分工和职责，配备专、兼职质量控制人员				
		制定各项质量目标				
		符合 C 级要求	B	查阅资料、台账，现场查看	3	
		体现院科二级质量控制网络				
		定期开展各项质量控制活动，并有记录、有分析、有跟踪、有评价				
		符合 B 级要求	A	查阅资料、台账，现场查看	2	
		按要求持续进行质量改进并取得成效，全过程均有质量控制				
管理制度	有各项制度、规范、职责、流程、预案，并能及时修订完善，员工熟悉并履行	制定完整的健康体检中心的规章制度、岗位职责、各项诊疗规范、操作流程、风险预案	C	查阅资料、台账，现场核查	5	
		开展全员培训教育，提高员工执行规章制度及履行本岗位职责的自觉性				
		员工知晓本部门、本岗位规章制度、岗位职责、履行要求，知晓率≥80%				
		符合 C 级要求	B	查阅资料、台账，现场核查	3	
		员工知晓本部门、本岗位规章制度、岗位职责、履行要求，知晓率≥90%				
		规章制度、岗位职责定期修改及时更新				
		开展机构内部知识更新及相关制度培训并有考核、记录，≥2次/年				
		开展应急处理能力培训和演练并有记录，≥2次/年				
		符合 B 级要求	A	查阅资料、台账，现场查看	2	
		职能部门加强监管，对存在问题及时反馈，持续改进有成效				

续表

项目	基本要求	主要内容及考核要点	档次	考核方法	分值	得分
运行管理	根据体检中心功能任务,制订计划,加强运行中的各项管理	制定科室工作年度、月度计划和目标	C	查阅资料、台账,现场查看	5	
		定期召开科会				
		定期开展质量控制自查与持续改进评价				
		有体检发现重要异常结果(包含危急值)报告登记本				
		使用投诉与建议记录本,能简要叙述或记录事件发生过程及处理过程				
		符合 C 级要求	B	查阅资料、台账,现场核查	3	
		积极落实科室计划和目标,并有相应举措				
		科室会议 ≥ 1 次 / 季度,真实记录会议时间、地点、参加人员及内容				
		科内质量控制自查 ≥ 1 次 / 月,真实记录会议时间、地点、参加人员及内容				
		体检危急值报告有记录和反馈跟踪				
		符合 B 级要求	A	查阅资料、台账	2	
		持续改进有成效,各类台账齐全、记录完整				
知情同意	履行相关检查项目的告知	一般检查项目——体检相关科室应根据体检项目实际,确定检前告知内容,并以适当的方式明确告知受检者	C	查阅资料、台账,现场核查	5	
		乙肝检查项目——健康体检中不得主动推荐乙肝项目检测,对于受检者本人主动要求检测的,体检中心应与受检者签署知情同意书,并妥善保管,其检查结果应单独存封				

项目	基本要求	主要内容及考核要点	档次	考核方法	分值	得分
知情同意	履行相关检查项目的告知	侵入性检查项目——对于可能会造成受检者感到不适或有创检查项目应充分告知，必要时履行书面知情同意手续，如胃镜、肠镜等项目	C	查阅资料、台账，现场核查	5	
		异性检查项目——检查前应充分告知注意事项，并征得受检者同意方可进行操作.其中女性乳腺和阴式超声操作者若为异性，需有体检中心其他工作人员在场				
		自行放弃项目——受检者自行放弃基本检查项目，应由受检者本人签字，予以确认				
		符合 C 级要求	B	查阅资料、台账，现场核查	3	
		切实落实各项告知内容				
		受检者理解并遵守相关告知，无投诉				
		有职能部门对医务人员履行告知义务进行检查和监督				
		符合 B 级要求	A	查阅资料、台账	2	
		持续改进有成效，受检者合法权益得到保障				
感染控制	有相应的规章制度，将医院感染的预防与控制贯彻于所有体检服务中	执行手卫生制度，定期组织感染控制培训	C	查阅资料、台账，现场考核	5	
		空气消毒，空气培养物体表面消毒，垃圾转运有记录、签名				
		严格执行医疗器械、器具消毒技术规范				
		无菌物品放置和使用应符合无菌操作规程				
		一次性耗材、一次性医疗器械使用符合国家规定				
		生活垃圾、感染性垃圾、损伤性垃圾应分开放置，及时清理				
		传染病上报制度完善				
		符合 C 级要求	B	查阅资料、台账，现场查看	3	
		科室对各项消毒隔离制度、流程、规范有检查、分析、改进				

续表

项目	基本要求	主要内容及考核要点	档次	考核方法	分值	得分
感染控制	有相应的规章制度，将医院感染的预防与控制贯彻于所有体检服务中	职能部门对体检中心的感染管理有检查、分析、反馈	B	查阅资料、台账，现场查看	3	
		符合 B 级要求	A	查阅资料、台账，现场查看	2	
		持续改进并取得成效，无消毒隔离制度执行不力导致的感染事件				
安全管理	有相应的规章制度，并落实；各抢救设备处于完好备用状态，设备有专人定期维护	有不良事件上报制度	C	查阅资料、台账，现场考核	5	
		各抢救设备性能完好				
		抢救车整洁、物品齐全、放置有序，无过期				
		抢救药品标识清楚、无过期、失效，有点班记录				
		有专人负责健康体检信息系统并定期维护				
		有信息安全制度，做好受检者信息资料备份保存及隐私保护				
		工作人员不得泄露健康体检信息作为他用				
		符合 C 级要求	B	查阅资料、台账，现场考核	3	
		切实落实各项安全警示制度，有自查、分析、讨论、改进、跟踪评价				
		科室落实抢救设备的清点、维护，有记录、有改进				
		职能部门对体检中心的安全管理有检查、分析、改进				
		符合 B 级要求	A	查阅资料、台账，现场查看	2	
		持续改进并取得成效，无安全措施落实不力导致的不良事件				

三、服务体系

项目	基本要求	主要内容及考核要点	档次	考核方法	分值	得分
服务质量	优化服务流程，提供便民措施，核实身份正确	服务流程规范——在醒目位置公示健康管理（体检）机构布局和体检基本流程	C	查阅资料、台账，现场查看	5	
		提供便民措施——有与体检人数相适应的候检区、饮用水等				
		仪容仪表——所有工作人员佩戴工作牌，持证上岗，举止得体，仪表规范				
		服务能力——对受检者进行有效分流				
		身份确认——采用合适的方法对受检者进行身份确认，如身份证识别、拍照存档等				
		符合 C 级要求	B	查阅资料、台账，现场查看	3	
		体检引导标识应准确清晰，优化服务流程，缩短受检者等候时间				
		提供体检人员用餐区域，提供轮椅等				
		有相应的体检最高流量或超流量的预警办法，制定超高流量的工作预案				
		符合 B 级要求	A	查阅资料、台账，现场查看	2	
		有体检服务质量情况分析评价，持续改进体检服务工作				
隐私保护	有隐私保护的各项措施，并落实	做到"一人一诊室"，为异性受检者检查时应有体检中心其他工作人员在场	C	查阅台账、现场查看	5	
		完善保护受检者隐私的相关措施，配备隔帘等设施				
		加强体检中心对受检者体检信息的保护，受检者登录体检信息系统，查询相关信息，应设置加密系统				

续表

项目	基本要求	主要内容及考核要点	档次	考核方法	分值	得分
隐私保护	有隐私保护的各项措施，并落实	符合 C 级要求	B	查阅台账、现场查看	3	
		有私密性的诊疗环境				
		职能部门对受检者隐私保护进行检查和监督				
		符合 B 级要求	A	查阅台账、现场查看	2	
		持续改进有成效，保护受检者隐私的设施和管理措施健全				

苏州市健康管理（体检）机构体检质量自评表——第二部分过程质量

一、体检项目

项目	基本要求	主要内容及考核要点	档次	考核方法	分值	得分
体检套餐	必须具备条件	1+X 模式："1"为基本项目，包括健康体检自测问卷、体格检查、实验室检查、辅助检查、体检报告首页信息；"X"为专项（备选）体检项目，包括主要慢性非传染性疾病风险筛查、健康体适能检查项目		查阅资料、台账，现场查看	5	
常规检查		身高、体重、血压、脉搏、腰围、臀围等		查阅资料、台账，现场查看	5	
特殊检查		入学、就业检查，不得进行乙肝项目检测		查阅资料、台账，现场查看	5	
		普通健康体检，不得主动开展乙肝项目检测				
		受检者本人主动要求乙肝项目检测的，健康管理（体检）机构应与受检者签署知情同意书				
健康风险问卷		对受检者检前开展问卷，采集疾病史、家族史、个人史、生活方式（吸烟、饮酒、饮食习惯、运动锻炼、睡眠情况等）、职业工作情况、躯体症状、心理健康信息		查阅资料、台账，现场查看	5	

二、物理检查

项目	基本要求	主要内容及考核要点	档次	考核方法	分值	得分
内科	内科体检服务能力符合相关要求	物理检查手法规范	C	现场查看	5	
		侵入性检查需征得受检者同意				
		借助仪器（听诊器、血压计）的检查，操作正确				
		符合 C 级要求	B	现场查看	3	
		内科检查能满足受检者体检需要，无投诉				
		各项操作符合规范				
		符合 B 级要求	A	查阅台账，现场查看	2	
		科室有自查，体现持续改进				
外科	外科体检服务能力符合相关要求	物理检查手法规范	C	现场查看	5	
		侵入性检查需征得受检者同意				
		借助仪器的检查，操作正确				
		符合 C 级要求	B	现场查看	3	
		外科检查能满足受检者体检需要，无投诉				
		各项操作符合规范				
		符合 B 级要求	A	查阅台账，现场查看	2	
		科室有自查，体现持续改进				
妇科	妇科体检服务能力符合相关要求	妇科检查室环境布置温馨，私密性好	C	现场查看	5	
		用于检查的器具、无菌物品均需处于备用状态，放置有序				
		严格执行无菌操作，无交叉感染				
		侵入性检查需征得受检者同意				
		妇科检查做到"一人一垫巾"				

续表

项目	基本要求	主要内容及考核要点	档次	考核方法	分值	得分
妇科	妇科体检服务能力符合相关要求	符合C级要求	B	现场查看	3	
		妇科检查能满足受检者体检需要，无投诉				
		严格执行无菌操作流程、各项操作符合规范				
		隐私保护得当				
		符合B级要求	A	查阅台账，现场查看	2	
		科室有自查，体现持续改进				
眼科	眼科体检服务能力符合相关要求	开展视力、辨色力、内眼、外眼、眼底、眼压检查	C	现场查看	5	
		具备视力表、色觉检查图、手电筒、裂隙灯、检眼镜，且所有器械均处于备用状态				
		借助仪器的检查，操作正确				
		符合C级要求	B	查阅台账，现场查看	3	
		眼科检查能满足受检者体检需要，无投诉				
		各项操作符合规范				
		符合B级要求	A	查阅台账，现场查看	2	
		科室有自查，体现持续改进				
口腔科	口腔科体检服务能力符合相关要求	具备口腔科综合治疗仪、口腔科常规检查器具，满足每人一套，包括口镜、镊子、探针、牙周探针，所有器械均处于备用状态	C	现场查看	5	
		开展口腔黏膜、牙齿、牙龈、舌及颌面部检查				
		借助仪器的检查，操作正确				
		符合C级要求	B	查阅台账，现场查看	3	
		口腔科检查能满足受检者体检需要，无投诉				
		各项操作符合规范				
		符合B级要求	A	查阅台账，现场查看	2	
		科室有自查，体现持续改进				

项目	基本要求	主要内容及考核要点	档次	考核方法	分值	得分
耳鼻咽喉科	耳鼻咽喉科体检服务能力符合相关要求	开展耳部、鼻部、咽喉部检查	C	查阅台账	5	
		具备额镜、前鼻镜、间接喉镜、照明灯、压舌板，且所有器械均处于备用状态				
		符合 C 级要求	B	查阅台账，现场查看	3	
		耳鼻咽喉科检查能满足受检者体检需要，无投诉				
		各项操作符合规范				
		符合 B 级要求	A	查阅台账，现场查看	2	
		科室有自查，体现持续改进				

三、辅助检查

项目	基本要求	主要内容及考核要点	档次	考核方法	分值	得分
心电图检查室	心电图检查符合相关要求	有独立的心电图检查室，医检分离	C	查阅台账，现场查看	5	
		仪器设备按规定定期校准、保养并有记录，强检合格				
		检查过程中不得遗漏检查项目，严格按专业操作流程规范执行				
		及时发放报告，诊断准确，书写规范，必要时进行报告分级审核及签字				
		符合 C 级要求	B	查阅台账，现场查看	3	
		心电图检查能满足受检者体检需要，无投诉				
		各项操作符合规范				
		符合 B 级要求	A	查阅台账，现场查看	2	
		科室有自查，体现持续改进				

续表

项目	基本要求	主要内容及考核要点	档次	考核方法	分值	得分
超声检查室	超声科检查符合相关要求	有独立的超声检查室，医检分离	C	查阅台账，现场查看	5	
		仪器设备按规定定期校准、保养并有记录，强检合格				
		检查过程中不得遗漏检查项目，严格按专业操作流程规范执行				
		及时发放报告，诊断准确，书写规范，必要时进行报告分级审核及签字				
		符合 C 级要求	B	查阅台账，现场查看	3	
		超声科检查能满足受检者体检需要，无投诉				
		各项操作符合规范				
		符合 B 级要求	A	查阅台账，现场查看	2	
		科室有自查，体现持续改进				
放射检查室	放射科检查符合相关要求	有独立的放射检查室，医检分离	C	查阅台账，现场查看	5	
		仪器设备按规定定期校准、保养并有记录，强检合格				
		检查过程中不得遗漏检查项目，严格按专业操作流程规范执行				
		有非检查部位或对敏感器官组织的防护措施，并在放射检查过程中实施应用				
		如无特殊情况，禁止为受检者进行胸部透视				
		科室有规范的诊断报告、审核制度与流程				
		检查报告结果由具备资质的医学影像诊断专业医师出具，上面有审核医师的签名				
		符合 C 级要求	B	查阅台账，现场查看	3	
		各项操作符合规范				
		放射科检查能满足受检者体检需要，无投诉				
		科室对诊断报告质量有自查，对存在的问题有改进措施				
		定性正确率 >80%，甲片率 ≥ 40%，废片率 ≤ 2%				
		职能部门有监管，定期抽查，综合评价				
		符合 B 级要求	A	查阅台账，现场查看	2	
		持续改进有成效				

四、实验室检查

项目	基本要求	主要内容及考核要点	档次	考核方法	分值	得分
标本采集	标本采集场所符合要求，有标本采集相关制度、规范	具有独立的标本采集场所，符合院内感染控制要求	C	查阅台账，现场查看	5	
		血标本采集人员能遵循无菌操作规范，做到"一人一针一带一巾"				
		严格执行查对制度，杜绝差错				
		符合C级要求	B	查阅台账，现场查看	3	
		各项操作符合无菌操作原则及规范				
		科室有自查，职能部门有监管检查				
		符合B级要求	A	查阅台账，现场查看	2	
		持续改进有成效，无标本采集错误不良事件				
标本转运	标本存放、转运安全	血液和体液标本应妥善存放	C	查阅台账，现场查看	5	
		有专人在规定时限内安全转运				
		符合C级要求	B	查阅台账，现场查看	3	
		科室对标本转运有自查、分析、整改				
		职能部门对标本转运有督查、反馈				
		符合B级要求	A	查阅台账，现场查看	2	
		持续改进有成效，标本转运符合实验室要求				
标本检验	常规开展室内质量控制，参加室间质评	依托院内检验科进行标本检测者，应具有室内质量控制和室间质量控制合格证书	C	查阅台账，现场查看	5	
		依托院外检验单位进行标本检测者，应具有委托协议书和送检单位的资质证明（室内和室间质量控制合格证书）				

续表

项目	基本要求	主要内容及考核要点	档次	考核方法	分值	得分
标本检验	常规开展室内质量控制，参加室间质评	符合 C 级要求	B	查阅台账，现场查看	3	
		各类资质证书、合格证明齐全，符合规范要求				
		每个工作日均进行室内质量控制，并符合要求				
		每年 ≥ 2 次进行室间质量控制，并符合要求				
		科室有自查，职能部门有监管检查				
		符合 B 级要求	A	查阅台账，现场查看	2	
		持续改进有成效，标本检验符合实验室要求				
校对制度	有标本校对、交接等制度	有标本校对制度，防止标本丢失	C	查阅台账，现场查看	5	
		标本交接和签收记录清晰，有送检者和接受者的双签名				
		符合 C 级要求	B	查阅台账，现场查看	3	
		严格执行标本校对制度				
		科室有自查，职能部门有监管检查				
		符合 B 级要求	A	查阅台账，现场查看	2	
		持续改进有成效，标本校对符合实验室要求				

苏州市健康管理（体检）机构体检质量自评表——第三部分
结果质量

一、体检报告

项目	基本要求	主要内容及考核要点	档次	考核方法	分值	得分
报告首页	体检报告首页信息齐全，符合要求	包含健康体检中心的基本信息	C	查阅台账，现场查看	5	
		包含受检者的基本信息				
		包含健康体检自测问卷发现的健康危险因素				
		包含健康体检基本项目检测结果				
		符合 C 级要求	B	查阅台账，现场查看	3	
		报告首页内容齐全，填写正确、规范				
		科室有自查，职能部门有督查				
		符合 B 级要求	A	查阅台账，现场查看	2	
		持续改进有效，无错误信息				
报告内容	体检报告内容齐全，个人信息正确，符合要求	在体检报告首页记载受检者的主要身份信息，必要时附照片，杜绝顶替体检	C	查阅台账，现场查看	5	
		各项检查内容记录完整、规范				
		体检结论突出重点及个体化				
		有体检后咨询联络方式				
		符合 C 级要求	B	查阅台账，现场查看	3	
		报告首页包含内容齐全，填写正确、规范				
		科室有自查，职能部门有督查				
		符合 B 级要求	A	查阅台账，现场查看	2	
		持续改进有效，无错误信息				
报告审核	严格执行体检报告分级审核制度	各项结果应记录检查医师或操作者的姓名和实施时间，条件具备时应手工签名或电子签名	C	查阅台账，现场查看	5	

续表

项目	基本要求	主要内容及考核要点	档次	考核方法	分值	得分
报告审核	严格执行体检报告分级审核制度	体检报告实行分级审核，共同负责，记录报告医师和主检医师的姓名、职务和岗位	C	查阅台账，现场查看	5	
		体检结论处必须有主检医师的签章				
		符合 C 级要求	B	查阅台账，现场查看	3	
		体检报告审核落实有效				
		签名字迹端正、清晰可辨				
		科室有自查，职能部门有督查				
		符合 B 级要求	A	查阅台账，现场查看	2	
		持续改进有效，无错误信息				
报告时限	体检报告按规定时限完成	严格按照体检中心公示的时间完成体检报告的制作、审核和发放工作	C	查阅台账，现场查看	5	
		体检中心应明确重要异常结果（危急值）范围，制定报告制度，及时将结果告知受检者				
		符合 C 级要求	B	查阅台账，现场查看	3	
		体检报告按规定时限完成落实有效				
		危急值报告制度落实有效				
		科室有自查，职能部门有督查				
		符合 B 级要求	A	查阅台账，现场查看	2	
		持续改进有效				
报告领取	按要求发放体检报告	体检报告应完全密封	C	查阅台账，现场查看	5	
		原则上体检报告由本人领取，并签字确认				
		由于特殊原因不能本人领取的，应由代领者凭有效证件签名领取（若为团体体检，由单位统一领取，应在委托合同中注明）				

项目	基本要求	主要内容及考核要点	档次	考核方法	分值	得分
报告领取	按要求发放体检报告	体检报告应完全密封	C	查阅台账，现场查看	5	
		原则上体检报告由本人领取，并签字确认				
		特殊原因不能本人领取者，应有代领者凭有效证件的签名。（若为团体体检，由单位统一领取，应在委托合同中注明）				
		符合 C 级要求	B	查阅台账，现场查看	3	
		体检报告密封完好，符合要求				
		严格落实体检报告领取相关规定				
		科室有自查，职能部门有督查				
		符合 B 级要求	A	查阅台账，现场查看	2	
		持续改进有效，杜绝错发体检报告等不良事件				

二、信息化建设

项目	基本要求	主要内容及考核要点	档次	考核方法	分值	得分
信息管理系统	信息系统满足体检中心工作需求	对体检结果实现电子化管理	C	查阅台账，现场查看	5	
		体检报告应使用规范的医学名词术语，便于数据储存、统计、分析				
		符合 C 级要求	B	查阅台账，现场查看	3	
		科室有自查，职能部门有督查				
		符合 B 级要求	A	查阅台账，现场查看	2	
		持续改进有成效				

续表

项目	基本要求	主要内容及考核要点	档次	考核方法	分值	得分
电子健康信息	加强信息系统的安全保障和受检人隐私保护	资料录入电脑保存，建立电子健康档案	C	查阅台账，现场查看	5	
		未经受检者同意，不得擅自泄露受检者个人信息（体检结果的隐私保护）				
		符合 C 级要求	B	查阅台账，现场查看	3	
		电子信息建档规范，并有备份，无错误信息				
		受检者个人信息隐私保护措施落实有效				
		科室有自查，职能部门有督查				
		符合 B 级要求	A	查阅台账，现场查看	2	
		持续改进有成效				
健康管理服务	开展健康管理风险评估、落实干预措施及跟踪随访	通过采集的健康风险信息，能对常见慢病开展疾病风险评估	C	查阅台账，现场查看	5	
		通过健康档案（体检及问卷信息）及风险评估报告，出具健康管理方案，并采取健康干预措施				
		进行电话随访或跟踪随访并有相关记录				
		符合 C 级要求	B	查阅台账，现场查看	3	
		健康管理服务落实有效，并有记录				
		科室有自查，职能部门有督查				
		符合 B 级要求	A	查阅台账，现场查看	2	
		持续改进有成效				

三、客户关系管理

项目	基本要求	主要内容及考核要点	档次	考核方法	分值	得分
受检者满意度	开展满意度测评，逐步提高满意率	制定满意度测评表	C	查阅台账，人员访谈	5	
		定期对受检者进行现场满意度测评				
受检者满意度	开展满意度测评，逐步提高满意率	符合 C 级要求	B	查阅台账，人员访谈	3	
		满意度测评 ≥ 50 人 / 月（ ≥ 90 分为优秀，85~89 分为良好，80~84 分为合格， ＞ 80 分为不合格）				
		建立考核制度，如满意度下降，应有原因分析、改进措施、跟踪评价				
		科室有自查，职能部门有督查				
		符合 B 级要求	A	查阅台账，人员访谈	2	
		持续改进有成效				

四、科研能力

项目	基本要求	主要内容及考核要点	档次	考核方法	分值	得分
继续教育	加大人才培训，提高体检人员在职教育培训的层次和质量	每年至少有 2 名及以上人员参加年度的质量控制培训学习	C	查阅台账	5	
		符合 C 级要求	B	查阅台账	3	
		科室有自查，职能部门有督查				
		符合 B 级要求	A	查阅台账	2	
		持续改进有成效				

续表

项目	基本要求	主要内容及考核要点	档次	考核方法	分值	得分
发表论文	附加分	未发表论文，发表论文1篇/年，发表论文2篇/年，发表论文3篇/年，发表论文4篇/年，发表论文≥5篇/年		查阅台账	5	
科研项目		未承担科研项目（市级以上），承担科研项目（市级以上）≥1项/年		查阅台账	5	
知识产权		无专利或计算机软件著作权，专利或计算机软件著作权≥1项/年			3	
专著		无专著，专著≥1部/年			3	